E. Martin   P. Nawroth
Fachübergreifende Aspekte der Hämostaseologie III

Springer
*Berlin
Heidelberg
New York
Barcelona
Hongkong
London
Mailand
Paris
Singapur
Tokio*

Eike Martin   Peter Nawroth (Hrsg.)

Fachübergreifende Aspekte der Hämostaseologie III

5. Heidelberger Symposium über Hämostase in der Anästhesie, 19.–20. Juni 1997

Mit 17 Abbildungen und 20 Tabellen

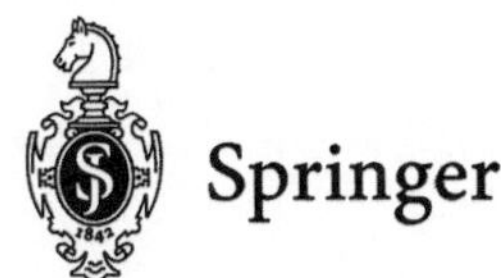

Springer

Professor Dr. med. EIKE MARTIN
Universität Heidelberg
Klinik für Anästhesiologie
Im Neuenheimer Feld 110
69120 Heidelberg

Priv.-Doz. Dr. med. PETER NAWROTH
Universität Heidelberg
Medizinische Klinik I
Bergheimer Straße 58
69115 Heidelberg

ISBN-13:978-3-540-64815-4

Die Deutsche Bibliothek – CIP-Einheitsaufnahme
Martin, Eike; Nawroth, Peter: Fachübergreifende Aspekte der Hämostaseologie III: 5.
Heidelberger Symposium über Hämostase in der Anästhesie, 19.–20. Juni 1997 / Eike
Martin, Peter Nawroth (Hrsg.). – Berlin; Heidelberg; New York; Barcelona; Hongkong;
London; Mailand; Paris; Singapur; Tokio: Springer, 1998
    ISBN-13:978-3-540-64815-4   e-ISBN-13:978-3-642-72275-2
    DOI: 10.1007/978-3-642-72275-2

Die Wiedergabe von Gebrauchsnamen, Handelsnamen, Warenbezeichnungen usw. in diesem Werk berechtigt auch ohne besondere Kennzeichnung nicht zu der Annahme, daß
solche Namen im Sinne der Warenzeichen- und Markenschutz-Gesetzgebung als frei zu
betrachten wären und daher von jedermann benutzt werden dürften.

Produkthaftung: Für Angaben über Dosierungsanweisungen und Applikationsformen
kann vom Verlag keine Gewähr übernommen werden. Derartige Angaben müssen vom
jeweiligen Anwender im Einzelfall anhand anderer Literaturstellen auf ihre Richtigkeit
überprüft werden.

Herstellung: PRO EDIT GmbH, 69126 Heidelberg
Satz: K+V Fotosatz GmbH, Beerfelden

Umschlaggestaltung: design & production GmbH, Heidelberg
SPIN 10643630   19/3133-5 4 3 2 1 0 – Gedruckt auf säurefreiem Papier

Vorwort

Im 5. Heidelberger Symposium „Hämostaseologie und Anästhesie" wurden wieder interdisziplinäre fachübergreifende Aspekte dieses breiten Feldes behandelt. Das Symposium und damit auch die Beiträge dieses Buches konzentrieren sich auf 2 Themenbereiche: „Thrombose" und „Fibrinolyse".

Bei der Fibrinolyse des Myokardinfarkts liegen größere Studien vor, die einen Vergleich zwischen dieser Therapieform und der Angioplastie bzw. Bypassoperation erlauben. Die adjuvante Therapie bei der Thrombolyse stellt einen zunehmend wichtigen Faktor in der Verhinderung der Rethrombose und des Reverschlusses dar. Auf diesem Gebiet sind erste Präparate zugelassen, weitere stehen in klinischer Prüfung. Die Kenntnis dieser Substanzen und ihrer Nebenwirkungen ist nicht nur für den Kardiologen, sondern auch für den Anästhesiologen, Intensivmediziner und Kardiochirurgen von Bedeutung.

Während bei der Therapie der koronaren Herzkrankheit die Thrombolyse ein etabliertes Verfahren ist, sind viele Fragen bei der Therapie der tiefen Beinvenenthrombose noch offen. Neuere Studien zeigen, daß nicht jeder Patient mit tiefer Beinvenenthrombose unbedingt immobilisiert werden muß. Das Für und Wider dieser neuen Entwicklung in der Strategie der Thrombosetherapie bedarf einer differenzierten Diskussion, die hier wiedergegeben wird. Die postoperative Thromboseprophylaxe bei peripherer Bypasschirurgie und allgemeine Aspekte der postoperativen Thromboseprophylaxe sind ebenso ein Bestandteil dieses Buches wie eine Darstellung der Grundlagen der gesundheitsökonomischen Evaluation der Antikoagulation.

Somit gibt dieses Buch – den Autoren sei dafür gedankt – einen aktuellen Überblick über einige ausgewählte Themen der interdisziplinär angesiedelten Hämostaseologie.

E. Martin
P. Nawroth

Heidelberg 1998

Inhaltsverzeichnis

Autorenverzeichnis

BLAICHER, A. M., Dr.
Klinik für Anästhesiologie
und Allgemeine Intensivmedizin
Universität Wien
AKA Wien
Währingergürtel 18–20, A-1090 Wien

BODE, C., Priv.-Doz. Dr.
Klinikum der Ruprecht-Karls-Universität
Abt. Innere Medizin III
Bergheimer Str. 58, 69115 Heidelberg

BÖTTIGER, B. W., Priv.-Doz. Dr.
Klinikum der Ruprecht-Karls-Universität
Anästhesiologie
Im Neuenheimer Feld 110, 69120 Heidelberg

CREUTZIG, A., Prof. Dr.
Luisenstr. 10–11, 30159 Hannover

FELFERNIG-BÖHM, D., Dr.
Klinik für Anästhesiologie
und Allgemeine Intensivmedizin
Universität Wien
AKA Wien
Währingergürtel 18–20, A-1090 Wien

FELFERNIG, M., Dr.
Klinik für Anästhesiologie
und Allgemeine Intensivmedizin
Universität Wien
AKA Wien
Währingergürtel 18–20, A-1090 Wien

HAAS, S., Prof. Dr.
Institut für Experimentelle Chirurgie
der Technischen Universität München
Ismaninger Str. 22, 81675 München

HACH-WUNDERLE, VIOLA, Priv.-Doz. Dr.
  Chefärztin der Abteilung für Innere Medizin
  William-Harvey-Klinik
  Am Kaiserberg 6, 61229 Bad Nauheim

MINGERS, A. M., Prof. Dr.
  Am Hölzlein 20, 97076 Würzburg

MOSER, M., Dr.
  Klinikum der Ruprecht-Karls-Universität
  Abt. Innere Medizin III
  Bergheimer Str. 58, 69115 Heidelberg

NAWROTH, P. P., Priv.-Doz. Dr.
  Klinikum der Ruprecht-Karls-Universität
  Abt. Innere Medizin I
  Bergheimer Str. 58, 69115 Heidelberg

PETER, K., Dr.
  Klinikum der Ruprecht-Karls-Universität
  Abt. Innere Medizin III
  Bergheimer Str. 58, 69115 Heidelberg

SCHARF, R. E., Prof. Dr.
  Heinrich-Heine-Universität
  Institut für Hämostaseologie und Transfusionsmedizin
  Postfach 101007, 40001 Düsseldorf

SCHRAMM, W., Prof. Dr. Dr. h. c.
  Medizinische Universitätsklinik Innenstadt
  Ziemssenstr. 1, 80336 München

SZUCS, T. D., Prof. Dr.
  Center for Pharmacoeconomics
  Institute of Pharmacological Sciences
  University of Milan
  Via Balzaretti 9, I-20031 Milano

ZIEGLER, R., Prof. Dr.
  Klinikum der Ruprecht-Karls-Universität
  Abt. Innere Medizin I
  Bergheimer Str. 58, 69115 Heidelberg

KAPITEL 1

Der homozygote Typ-I-Plasminogenmangel: Klinik und Therapie

A.-M. MINGERS

Ein homozygoter Typ-I-Plasminogen(Plg)-Mangel, d. h. das Fehlen der Plg-Aktivität infolge fehlenden Plg-Antigens, war beim Menschen bis zu unserer Erstbeobachtung 1994 [21–23] in der Weltliteratur nicht beschrieben worden. Dieser Hämostasedefekt wurde wohl darum nicht eher diagnostiziert, weil er offensichtlich ein gänzlich anderes Krankheitsbild verursacht, als nach unserer bisher allgemein üblichen Betrachtungsweise des Hämostasesystems erwartet wird.

Anlaß zur hämostaseologischen Diagnostik, die einen homozygoten Typ-I-Plg-Mangel aufdeckte, war ein kleines Mädchen mit rezidivierenden Shuntverschlüssen bei angeborenem Hydrozephalus, das uns im Alter von 18 Monaten wegen eines erneuten Shuntverschlusses mit flottierendem Riesenthrombus im rechten Vorhof zugewiesen wurde. Insgesamt fiel das Kind durch ein eigenartiges, seltenes Krankheitsbild bisher unklarer Ätiologie mit dem hervorstechenden Merkmal einer Conjunctivitis lignosa (C.l.) auf.

Den Literaturberichten zufolge wurden hämostaseologische Untersuchungen bei Patienten mit diesem Kranheitsbild offensichtlich bisher nicht durchgeführt.

Inzwischen konnten wir insgesamt 6 Patientinnen mit C.l. ausfindig machen.

Hämostasewerte der Patientinnen und ihrer Eltern

Bei 5 der 6 Patientinnen mit C.l. liegt ein homozygoter Typ-I-Plg-Mangel vor, bei der 6. Patientin wahrscheinlich ein heterozygoter Mangel (Tabelle 1). Durch umfangreiche Untersuchungen konnte bei den beiden ersten Patientinnen nachgewiesen werden, daß von einem isolierten Plg-Mangel bei voll funktionstüchtigem und startbereitem Plg-Aktivatorsystem auszugehen ist. Die übrigen Patientinnen waren uns wegen ihrer C.l. nur zum Nachweis oder Ausschluß eines Plg-Mangels zugewiesen worden.

Die Plg-Werte der Eltern (Tabelle 2) zeigen, daß es sich um einen herditären Hämostasedefekt handeln muß.

Tabelle 1. Plasminogenwerte der Patientinnen

Patientinnen	Alter	Plasminogen (f) [%]		Plasminogen (i) [%]	
		Median	Range	Median	Range
A	1	2,2	1,4–4,4	∅	∅–∅
B	31	1	∅–1	∅	∅–∅
C	6	7	6–8	∅	∅–∅
D	1	6	5–7	∅	∅–∅
E	15	6	6	∅	∅
F	9	20	20	14	14

Normalbereiche 80–120%.
f funktionell.
i immunchemisch.
∅ unter der Nachweisgrenze oder nur Spuren.

Tabelle 2. Plasminogenwerte der Eltern

Familie	Person	Alter (Jahre)	Plasminogen (f) [%]	Plasminogen (i) [%]
A	Vater	27	15	13,5
	Mutter	25	60	51
B	Vater	61	48	55
	Mutter	60	80	89
C	Vater	43	91	70
	Mutter	39	86	60
D	Vater	31	52	61
	Mutter	26	60	70
E	Vater	56	60	58
	Mutter	54	66	n. b.
F	Vater	46	73	60
	Mutter	41	67	68

Normalbereiche 80–120%.
f funktionell.
i immunchemisch.
n. b. nicht bestimmt.

Klinisches Bild

Das klinisch auffälligste Symptom besteht in sich rasch entwickelnden, membranösen Belägen auf den tarsalen Konjunktiven, die auf die Cornea übergreifen können, mit nachfolgenden Ulzerationen und Glaukombildung mit Sehverlust bis zur Erblindung (Abb. 1 und 2, Tabelle 3). Häufige Begleitsymptome sind pseudomembranöse Prozesse im Nasopharynx- und Larynxbereich, begünstigt durch Entzündungen oder lokalem Druck, wie z.B. bei Intubationen. Außerdem bestehen Wundheilungsstörungen. Seltener sind Hydrozephali und Gingivaveränderungen, letztere v.a. nach Entzündungen im

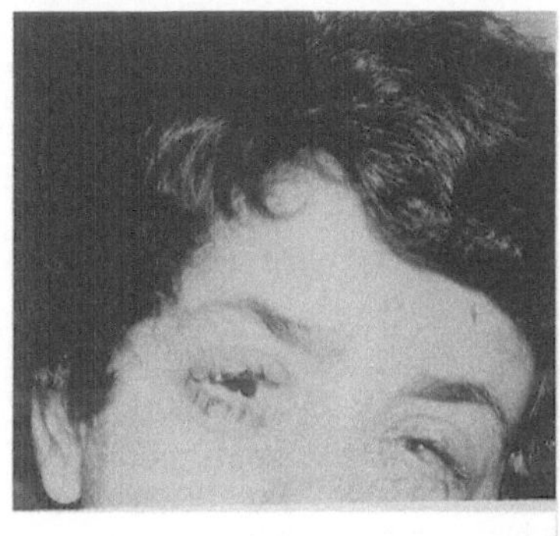
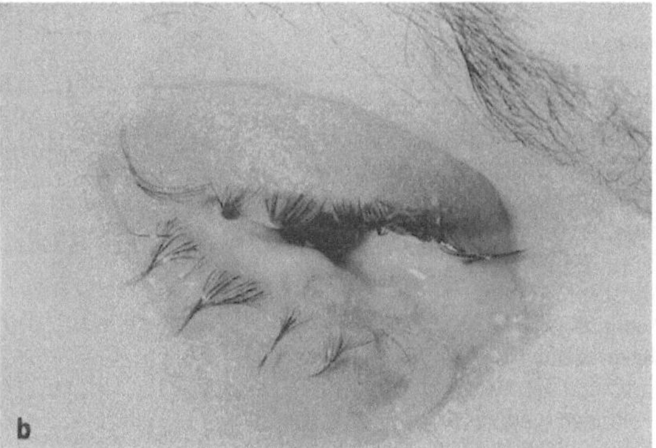

Abb. 1 a, b. Augenbefund bei Conjunctivitis lignosa. Patientin C im Alter von 6 Jahren

Abb. 2. Augenbefund bei Conjunctivitis lignosa. Patientin A im Alter von 18 Monaten

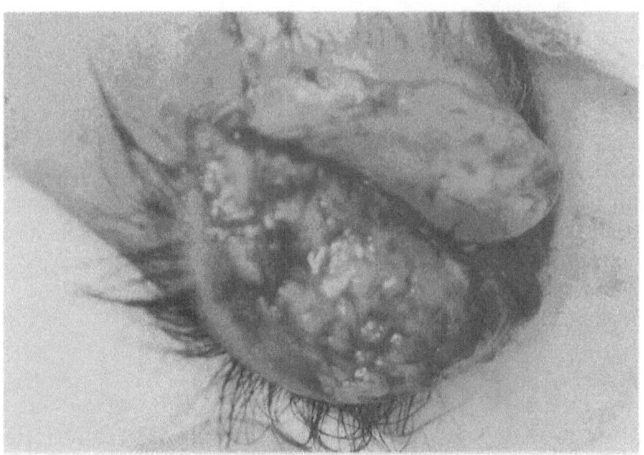

Zahnbereich; ferner unspezifische Nephritiden und bei jungen Frauen Vulvovaginitiden nach Aufnahme des Geschlechtsverkehrs [3, 4, 9, 10, 16, 25–27, 30, 35].

Der Phänotypus von Knock-out-Mäusen, denen man durch Genmanipulationen die Fähigkeit zur Produktion von entweder Plg oder beider Plg-Aktivatoren gleichzeitig ausgeschaltet hatte, unterscheidet sich von diesen Patientinnen u.a. dadurch, daß bei diesen Versuchstieren eine C.l. selten zu sein scheint [7, 8, 20, 28]. Andererseits bestehen gewisse Parallelen u.a. darin, daß sowohl bei Knock-out-Mäusen – wie bei unseren Patientinnen – als auch bei den in der Literatur beschriebenen Patienten Traumen als Symptomauslöser oder Symptomverstärker von Bedeutung sind. Bei diesen Vergleichen ist

Tabelle 3. Klinische Befunde bei Patientinnen mit Conjunctivitis lignosa

Patientinnen	A	B	C	D	E	F	Lit.*
Alter in Jahren	1	31	6	1	15	9	
Geschlecht	w.	w.	w.	w.	w.	w.	w.>m.
C.l.-Manifestationsalter	3 Wo.	3 Wo.	2 J.	4 Mo.	4 Mo.	10 Mo.	<2 J.**
Corneaulzera	+	+	?	?	n.b.	n.b.	n.b.
Wundheilungsstörungen	+	+	+	n.b.	n.b.	n.b.	n.b.
Membranöse Entzündungen:							
– obere Atemwege	+	+	+	n.b.	n.b.	n.b.	+
– untere Atemwege	+	+	+	n.b.	n.b.	n.b.	+
– Mundhöhle	+	+	+	n.b.	n.b.	n.b.	+
Otitiden	+	+	+	n.b.	n.b.	n.b.	+
Gastritis	?	+	n.b.	n.b.	n.b.	n.b.	n.b.
Myositis/Myopathie	–	–	+	–	–	–	n.b.
Nephritis	–	–	–	n.b.	n.b.	n.b.	+
Vulvovaginitis	–	–	–	–	–	–	+
Histologie der Membranen:							
– Fibrinablagerungen	+	+	+	n.b.	n.b.	n.b.	+
Hydrozephalus	+	–	–	–	+	–	+
Krämpfe (zerebrale)	–	+	+	n.b.	n.b.	n.b.	n.b.
Entwicklungsstörungen:							
– statomotorische	+	+	+	n.b.	n.b.	n.b.	n.b.
– geistige	+	+	+	n.b.	n.b.	n.b.	n.b.
Thrombophilie	–	–	–	–	–	–	–
Familienangehörige:							
– mit C. l.	–	–	–	–	–	–	+
– mit Hydrozephalus	✝✝	✝	–	–	–	–	+
– mit Thrombophilie	–	–	–	–	–	–	–

n.b. nicht bekannt, bzw. nicht beschrieben.
* Literatur [3, 4, 9, 10, 16, 25–27, 30, 35].
** bevorzugt.
✝ Totgeburt bei Hydrozephalus.
? vermutlich bzw. wahrscheinlich.

aber zu berücksichtigen, daß bei den Versuchstieren der Ausgangspunkt der Untersuchungen der Plg-Mangel bzw. Plasminmangel war, unser Suchkriterium hingegen das Vorhandensein einer C.l.

Histologisch bestehen zwischen den Versuchstieren, unseren Patientinnen und den Literaturangaben über Patienten mit C.l. keine nennenswerten Unterschiede. Einheitlich imponieren bei den Biopsaten der Membranen ausgeprägte Fibrinablagerungen in den Geweben. Das darüber befindliche Epithel ist mehr oder weniger stark geschädigt, mitunter aber noch die gesamte Fibrinschicht überdeckend.

Das Krankheitsbild offenbart eine systemische Erkrankung [9, 26, 30, 35], für die wir die Bezeichnung „Pseudomembrankrankheit" mit einer C.l. als Haupt- bzw. Leitsymptom bevorzugen.

Die Krankheit manifestiert sich vorwiegend im Säuglings- und Kleinstkindesalter, vornehmlich beim weiblichen Geschlecht, wenige Monate bis zu mehreren Jahrzehnten anhaltend. Auf Familiarität bzw. Heredität wurde verschiedentlich hingewiesen [3, 4, 9, 10, 26, 30, 35]. Eine Kausaltherapie gab es bisher nicht.

Thrombotische Gefäßverschlüsse gehören erstaunlicherweise nicht zum Krankheitsbild und wurden auch bei keiner unserer Patientinnen oder deren Angehörigen beobachtet.

Bedeutung des Plasminogenmangels für das Blutgefäßsystem

So wie der partielle Plg-Mangel nicht als alleinige Ursache einer Thrombophilie angesehen wird [1, 34, 36, 37], scheint das auch für den kompletten Plg-Mangel zu gelten. Offenbar vermögen andere Proteinasen, wie z.B. Elastase und Kathepsin G, die Fibrin spalten können [5, 12–14, 17, 18, 29, 41], die Funktionen des Plasmins zu ersetzen.

Plasminogen im Extravasalraum

Die Pseudomembrankrankheit ist nach allen uns bekannten Befunden ein Problem des Extravasalraums, verursacht durch einen Plg- bzw. Plasminmangel. Man muß bedenken, daß zu den physiologischen Funktionen des Plasmins neben der Thrombolyse auch die Proteolyse gehört, die für das Abräumen von Zellen und Zelltrümmern nach Entzündungen und Infektionen sorgt. Bei der Wundheilung fördert es die Migration der Keratinozyten. Dafür ist Plasmin mit entsprechenden Funktionen ausgestattet. Plasmin baut selbst extrazelluläre Glykoproteine, wie Fibronektin, Laminin, Vitronektin und wohl auch Kollagen V, ab; es aktiviert Matrix abbauende Proteinasen wie die Kollagenase; es katalysiert die Freisetzung von Wachstumsfaktoren (FGF, TGF-β), die die Zellmigration und Zellproliferation stimulieren, und schließlich kann Plasmin von Elastase zu einer „Miniform" modifiziert werden, die in ihrer Spezifität dem aggressiven Trypsin entspricht [15, 19, 29, 31, 39].

Durch die Bindung der Plasminbildung an Zelloberflächen werden die Zellmigration und die lokale Fibrinolyse wechselseitig gefördert mit entsprechender Auswirkung auf die Wundheilung und Entzündungen, aber auch auf die Ausbreitung von Tumorzellen. Außer Erythrozyten scheinen praktisch alle Zellen zur Bindung von Plg und uPA und damit zur zellgebundenen Plasminbildung befähigt zu sein [19, 29, 31, 32].

Die Bedeutung des Plasmin(ogen)s bei der Wundheilung verdeutlichen folgende Vorgänge: Bei einer Verletzung entsteht durch den Plasmaaustritt aus lädierten Gefäßen zunächst eine provisorische Matrix, die aus quervernetztem Fibrin, Fibronektin und anderen Plasmabestandteilen besteht. Diese Matrix wird durch Granulationsgewebe ersetzt, was aber eine koordinierte Aktivität der infiltrierenden Zellen erfordert. Sodann wird das Granulationsgewebe durch die sekundäre Matrix ersetzt, bei der kollagene Bestandteile vorherrschen. Der reguläre Abbau der primären fibrinreichen Matrix ist die Voraussetzung für eine reguläre Wundheilung. Hierzu wandern die Keratinozyten vom Wundrand unter das eingetrocknete Gerinnsel in das Verletzungsgebiet. Dabei entwickeln die migrierenden Keratinozyten im Unterschied zu den ruhenden Keratinozyten die Fähigkeit, uPA zu exprimieren und sowohl diesen Plg-Aktivator als auch Plg selbst an sich zu binden und damit zellgebunden das entstehende Plasmin in das Wundgebiet zu transportieren [19, 31]. Damit kann Plasmin direkt lokal die oben genannten Funktionen übernehmen, die sowohl zum Abbau der primären Matrix als auch zum Remodellieren des Granulationsgewebes erforderlich sind.

Bei Entzündungen besteht die Bedeutung des Plasmins in seinem wesentlichen Beitrag an den Abräumprozessen [15]. Zur Phagozytose und zum nachfolgenden lysosomalen, enzymatischen Abbau eingedrungener Mikroorganismen und Fremdkörper – d.h. des gesamten, infektiösen Materials wie auch des körpereigenen, geschädigten und gealterten Gewebes – wandern zunächst die Neutrophilen und dann zeitlich etwas später die größeren Monozyten zum Entzündungsort. Diese Migration wird durch die an die Oberflächen dieser Zellen gebundene Plasminbildung insofern gefördert, als den Zellen durch die damit verbundene lokale Lyse der Migrationsweg gebahnt wird. Aktivierte Monozyten setzen außerdem u. a. Elastase und Kollagenase frei.

Aktiviert wird die Kollagenase durch Plasmin und Oxidanzien, die ebenfalls von den Monozyten geliefert werden. Die Elastase wiederum überführt Plasmin in eine „Miniform", die keine Kringelregionen mehr besitzt und daher unspezifisch wie das aggressive Trypsin wirkt. Die Inhibitorenproteasen werden von den granulozytären Proteinasen verbraucht und/oder inaktiviert [15].

Pathophysiologie der Pseudomembrankrankheit

Faßt man die Erkenntnisse über die verschiedenen extravasalen Plasmin(ogen)-funktionen [15, 19, 29, 31, 39], die hämostaseologischen, klinischen und histologischen Befunde unserer 6 Patientinnen mit C.l., Literaturangaben über andere Patienten mit C.l. [3, 4, 9, 10, 16, 25–27, 30, 35] sowie die Beobachtungen an Knock-out-Mäusen [7, 8, 20, 28] zusammen, so ist folgender pathophysiologischer Vorgang anzunehmen:

Der Auslöser dürfte weniger eine äußere Verletzung der Schleimhäute sein, sondern eher der Blutgefäße, die diese versorgen, z.B. durch mechanische Einwirkungen, wie Reiben der Augen oder der Druck bei Intubationen.

Durch Plasmaaustritt aus den lädierten Gefäßen ins Gewebe kommt es zur Ablagerung von Fibrin, wenn die Kapazität der Proteasen, die Plasmin ersetzen können, nicht ausreicht. Hinzu kommt, daß es beim Plg-Mangel offensichtlich keinen Ersatz für die vielfältigen Funktionen des Plasmins im Extravasalraum gibt. Das macht auch die Wundheilungsstörungen und die Neigung zum Chronischwerden von Entzündungen bei Patienten mit exzessivem Plg-Mangel verständlich.

Die Beobachtungen, daß diese Fibrinschichten mitunter noch von einer geschlossenen Epithelschicht überdeckt sind, stützen die Annahme, daß der Prozeß vom Extravasalraum ausgeht, wobei das Fibrin unter das Epithel geschichtet wird, bis dieses auseinandergerissen wird.

Die bevorzugte Manifestation im Säuglings- und Kleinstkindesalter erklärt sich u. a. durch die größere Infektanfälligkeit und Verletzbarkeit der feinen Blutgefäße in dieser Altersstufe. Die intrauterine Hydrozephalusentwicklung beim kompletten Plg-Mangel beruht auf den hämostaseologischen Besonderheiten dieser Lebensphase [2, 6, 11, 42] in Verbindung mit der germinalen Keimschicht des Gehirns [24].

Gerinnungsfaktoren werden nicht über die Plazenta transportiert – zumindest nicht in klinisch relevanter Größenordnung –, und zwar weder von der Mutter auf das Kind noch umgekehrt.

Die Entwicklung des Gerinnungssystems wie des Fibrinolysesystems beginnt etwa gleichzeitig in der 10.–14. Gestationswoche und dürfte bereits nach wenigen Wochen voll funktionstüchtig sein, wenn auch auf einem im Vergleich zum Adulten insgesamt niedrigeren Niveau.

Eine weitere Besonderheit der Fetalzeit bietet die germinale Keimschicht mit ihrer Blütezeit im 3. Schwangerschaftsviertel. Die Gefäßversorgung dieser Keimschicht ist sehr üppig. Die zugehörigen Blutgefäße selbst sind jedoch so dünnwandig, daß histologisch Kapillaren, Arterien und Venen kaum von einander zu unterscheiden sind. Außerdem fehlt diesen Gefäßen noch der Halt durch das umgebende Stützgewebe. In der Umgebung dieser Matrix ist normalerweise die Fibrinolysekapazität durch höhere Spiegel an Plg und Plg-Aktivator gesteigert.

Es ist somit nicht verwunderlich, daß es trotz des intrauterin gegebenen Schutzes in diesem vulnerablen Gefäßgebiet zu Gefäßläsionen und damit zu Plasmaaustritten ins Gewebe und – aufgrund der bereits gut entwickelten Gerinnbarkeit – zu Fibrinbildungen kommt. Mangels Plg kann dieses nun nicht gelyst werden.

Da die germinale Matrix vom Boden der Ventrikel ausgeht und hier durch das Fibrin leicht Verklebungen entstehen, muß es zwangsläufig zum Hydrocephalus occlusus und/oder zu Fehlentwicklungen des Ventrikelsystems kommen.

Die relativ geringe Hydrozephalusinzidenz bei Patienten mit C.l. ergibt sich dadurch, daß diese Kinder infolge dieses Geburtshindernisses bei einer Entbindung via naturalis leicht unter der Geburt versterben, was auch durch gezielte Familienanamnesen belegt werden kann.

Therapeutische Konsequenzen

Konsequenterweise kann bei exzessivem Plg-Mangel die Therapie nur in der Substitution des Mangelfaktors bestehen.

Zur Plg-Substitution ist zur Zeit nur das Lys-Plg der Firma Immuno, Wien, erreichbar. Dieses Lys-Plg ist allerdings in Deutschland noch nicht zugelassen und befindet sich noch in der klinischen Prüfung.

Lys-Plg der Firma Immuno, Wien, ist eine gefriergetrocknete, sterile Humanplasmafraktion aus gepooltem, gefriergetrocknetem Frischplasma ausgesuchter Blutspender, wobei die Plasmapools mittels PCR auf Genomäquivalente von HIV, HCV und HBV überprüft worden sind. Zur Virusinaktivierung werden die Konzentrate einer produktspezifischen Dampfbehandlung unterzogen.

Dieses STIM-3-Lys-Plg wurde zur Unterstützung der Thrombolysebehandlung entwickelt und hat sich dabei als erfolgreich erwiesen [38]. Bezüglich seiner Wirkungen bei Patienten mit exzessivem Plg-Mangel lagen naturgemäß bisher keine Erfahrungen vor. Deshalb waren wie bei unseren Patientinnen – und insbesondere bei unserer ersten Patientin – zunächst zu diagnostischen Infusionen dieses Lys-Plg unter unterschiedlichen Gesichtspunkten gezwungen. Die wichtigsten dabei gewonnenen Erkenntnisse waren:
1) ein sofortiger PAP (Plasmin-Antiplasmin)- und D-Dimer-Anstieg mit einem Peak zeitlich etwas später als der Recoverypeak (Tabelle 4);
2) eine extrem kurze Plg-Halbwertszeit, die sich bei rasch aufeinander folgenden Infusionen etwas verlängerte. Die fibrinolytische Wirksamkeit, gemessen am Aufkommen der D-Dimeren, verringerte sich dabei (Tabelle 5).

Aus diesen Beobachtungen ergibt sich, sofern beim Patienten keine zusätzlichen Hämostasedefekte vorliegen:
1) Infundiertes Lys-Plg wird nicht einfach eliminiert, sondern zu fibrinolytisch wirksamem Plasmin aktiviert.
2) Sobald die Fibrinniederschläge in den Gefäßen gelyst sind, wird das infundierte Plg – vergleichbar dem physiologischen Plg – nicht unkontrolliert weiterhin in fibrinolytisch wirksames Plasmin umgewandelt.

Der erste Therapieversuch bei der ersten Patientin erfolgte mit je 1 Infusion/ Woche über insgesamt 3 Monate. Er brachte keinen sichtbaren Erfolg, was nachträglich aufgrund der kurzen Halbwertszeiten auch verständlich ist. Zu täglichen Infusionen waren die Eltern zunächst nicht bereit.

Tabelle 4. Plasminogen, PAP und D-Dimere nach Infusion von 50 Cu Lys-Plasminogen/kg KG

Zeit	Plg (80–120%)	PAP (99–368 ng/ml)	D-Dimere (≤78 ng/ml)
vor	1	≤50	1,8
30 min nach	28	3404	1379
2 h nach	18	3776	1535
4 h nach	11	3694	1504
6 h nach	7	2813	1402
9 h nach	5	2279	1151
24 h nach	3	663	884

Plg Plasminogen.
( ) Normalbereich.

Tabelle 5. Plasminogenrecovery und -halbwertszeit, Fibrinogen und D-Dimere nach Infusion von Lys-Plasminogen (STIM3, Fa. Immuno, Wien) (Patientin A)

Datum	Lys-Plg (CU/kg KG)	Plg (f) [%] vor	nach	t 1/2 (h)	Fibrinogen (mg/dl) vor	nach	Differenz	D-Dimere	Stunden nach Infusion
5. April 94	50	0	40	3	660	520	140	+++	5
6. April 94	100	1	82	4	570	470	100	++	4
9. April 94	25								
10. April 94	25								
11. April 94	25								
18. April 94	50				440	380	60	∅	4
Keine Infusionen									
9. April 94	45	1,5	37	5	380	320	60	++	6
3 Monate lang: 1mal ca. 45 CU/kg KG/Woche									
12. Dez. 94	42	3	37	>6	420	390	30	+	6

Plg Plasminogen.
∅ <0,5 µg/ml.
+ 0,5–3 µg/ml.
++ >3 µg/ml.
+++ exzessive Ausflockung.

Das Kind ist im Alter von 3 1/2 Jahren infolge erneuter Verklebungen der Shuntspitze in der Gallenblase verstorben. Die Liquorableitung in die Gallenblase war im Alter von 18 Monaten erfolgt und hatte bis dahin einwandfrei funktioniert.

Die Verklebungen an den Shuntspitzen wurden von den Operateuren als andersartig als sonst bei Thromben beschrieben mit zum Teil sulzigen Veränderungen und Liquorzelen in der Umgebung. Vermutlich handelt es sich primär um Fibrinschlieren aus durch die Shuntspitzen lädiertem Gewebe, vermischt mit Liquorbestandteilen.

Basierend auf diesen Befunden und Erkenntnissen konnte inzwischen in einer auswärtigen Klinik ein anderer Säugling mit C.l., Hydrozephalus und anderen Symptomen erfolgreich mit Infusionen des Lys-Plg der Firma Immuno behandelt werden. Mit dem Abheilen der C.l. waren bei dem Kind auch seine chronische Tracheobronchitis und Wundheilungsstörungen verschwunden [33].

Ausgehend von diesen Beobachtungen und eingedenk der Rolle des Plasmins bei den Abräumprozessen im Extravasalraum und bei der Wundheilung sollte man durchaus bei Wundheilungsstörungen und therapieresistenten Entzündungen über den Einsatz von Plg-Infusionen nachdenken; d.h. man sollte bei diesen Patienten die Plg-Aktivitäten kontrollieren und gegebenenfalls durch Plg-Infusionen normalisieren.

Plg wird in Leber und Niere gebildet [40]. Es ist deshalb durchaus denkbar, daß z.B. beim schweren Leberschaden eine Plg-Mangelproduktion vorliegt und dadurch die Wundheilung und Entzündung zusätzlich ungünstig beeinflußt werden. Man sollte jedoch vorerst mit Plg-Infusionen bei Tumorpatienten zurückhaltend sein, weil Plasmin auch die Migration von Tumorzellen fördert.

Zusammenfassung

Patienten mit homozygotem Typ-I-Plg-Mangel bieten wichtige, über die Thrombolyse hinausgehende In-vivo-Beobachtungen zur Bedeutung des Plg bzw. Plasmins beim Menschen.

Ein isolierter homozygoter Typ-I-Plg-Mangel verursacht erstaunlicherweise keine Thrombophilie; er bedingt aber einen Defekt der Abräumvorgänge im Extravasalraum.

Das klinische Korrelat besteht v. a. in Pseudomembranbildungen der Schleimhäute mit dem Leitsymptom einer C. l.

Die Krankheit ist durch Plg-Infusionen beherrschbar:

Damit wurde über den Nachweis einer bisher unbekannten Hämostasestörung, nämlich einem homozygotem Typ-I-Plg-Mangel, die Ätiologie der C. l. als Folge eines exzessiven Plasminmangels aufgedeckt.

Literatur

1. Aoki N (1984) Genetic abnormalities of fibrinolytic system. Semin Thromb Hemost 10:42–50
2. Åstedt B, Pandolfi M (1971) Ontogenesis of tissue plasminogen activator in human. Thromb Diathes Haemorrh 25:469–480
3. Bateman JB, Pettit RH, Isenberg SJ, Simons KB (1986) Ligneous conjunctivitis: An autosomal recessive disorder. J Pediatr Ophthal Strabismus 23:137–140
4. Berlin AJ, Carim M, Langston RHS, Price RL (1982) Scleral grafting in the management of ligneous conjunctivitis. Ophthalmic Surg 15:288–291
5. Bilezikan SB, Nossel HL (1977) Unique pattern of fibrinogen cleavage by human leukocyte proteases. Blood 50:21–28
6. Bleyer WA, Hakami N, Shepard TH (1971) The development of hemostasis in the human fetus and newborn infant. J Pediatr 79:838–853
7. Bugge TH, Flick MJ, Daugherty CC, Degen JL (1995) Plasminogen deficiency causes severe thrombosis but is compatible with development and reproduction. Genes Dev 9:794–807
8. Carmeliet P, Schoongans L, Kieckens L et al. (1994) Physiological consequences of loss of plasminogen activator gene function in mice. Nature 368:419–424
9. Cohen SR (1990) Ligneous conjunctivitis: an ophthalmic disease with potentially fatal tracheobronchial obstruction. Laryngeal and tracheobronchial features. Ann Otol Rhinol Laryngol 99:509–512
10. Eagle RC, Brooks JSJ, Katowitz JA, Weinberg JC, Perry HD (1986) Fibrin as a major constituent of ligneous conjunctivitis. Am J Ophthalmol 101:494–495
11. Ekelund H, Hedner U, Åstedt B (1970) Fibrinolysis in human foetuses. Acta Paediatr Scand 59:369–376
12. Gramse M, Bingenheimer C, Havemann K (1980) Degradation of human fibrinogen by chymotrypsin-like neutral protease from human granulocytes. Thromb Res 19:201–209

13. Gramse M, Bingenheimer C, Schmidt W, Egbring R, Havemann K (1978) Degradation products of fibrinogen by elastase-like neutral protease from human granulocytes. J Clin Invest 61:1027–1033

14. Heiden M, Seitz R, Egbring R (1996) The Role of Inflammatory Cells and their Proteases in Extravascular Fibrinolysis. Semin Thromb Heamost 22:497–501

15. Heimburger N, Stief TW, Römisch J (1990) Entzündungsreaktionen und Hämostase: Wechselwirkungen. In: Tilsner V, Matthias FR (Hrsg) Infektion, Entzündung und Blutgerinnung. Editiones „Roche", Basel Grenzach-Wyhlen, S 3–17

16. Hidayat AA, Riddle PJ (1987) Ligneous conjunctivitis: A clinico-pathologic study of 17 cases. Ophthalmology 94:949–959

17. Jochum M (1994) Leukozytenproteinasen und Zytokine bei akuten Entzündungen. In: Hopt UT, Büsing M, Becker HD (Hrsg) Akute Pankreatitis-Transplantationspankreatitis. Karger, Basel, S 82–93

18. Jochum M, Machleidt W, Neuhof H, Fritz H (1993) Pathophysiology of shock, sepsis, and organ failure. In: Schlag G, Redl H (eds) Pathophysiology of shock, sepsis, and organ failure. Springer, Berlin Heidelberg New York Tokyo, pp 46–60

19. Kramer MD, Schaefer B, Reinartz J (1995) Plasminogen activation by human keratinocytes: Molecular pathways and cell-biological consequences. Biol Chem Hoppe Seyler 376:131–141

20. Lijnen HR, Carmeliet P, Bouché A, Moons L, Ploplis VA, Plow EF, Collen D (1996) Restoration of thrombolytic potential in plasminogen-deficient mice by bolus administration of plasminogen. Blood 88:870–876

21. Mingers AM, Heimburger N, Lutz E (1995) Gerinnungsbefunde vor und nach Lys-Plasminogen-Infusion bei homozygotem Typ-I-Plasminogen-Mangel. Infusionsther Transfusionsmed 22:16

22. Mingers AM, Heimburger N, Lutz E (1996) Familiärer homozygoter und heterozygoter Typ-I-Plasminogenmangel. In: Scharrer I, Schramm W (Hrsg) 25. Hämophilie-Symposium, Hamburg 1994. Springer, Berlin Heidelberg New York Tokyo, S 96–104

23. Mingers AM, Heimburger N, Lutz E, Seeger J (1995) Homocygotic and heterocygotic plasminogen tpye I deficiencies combined with ligneous conjunctivitis in three unrelated families. XIIIth Meeting of the International Society of Heamotology, Istanbul. Turk J Haematol 14 [Suppl 1]:58 (Abstract)

24. Niederhoff H, Künzer W (1985) Physiologie der Hämostase der Neugeborenen. Monatsschr Kinderheilkd 133:130–136

25. Nüssgens Z, Roggenkämper P (1993) Ligneous conjunctivitis (ten years follow up). Ophthal Paediatr Genet 14:137–140

26. Parunovic A, Stefanovic D (1993) Conjunctivitis lignosa i gidrotsefalia (neobychnaia assotsiatsiia dvukh boleznei). Vestn Oftalmol 109:30–31

27. Pfannkuch E, Schmidt R, Schmidt B, Seiler T (1987) Morphologische Untersuchungen zur Pathogenese der Conjunctivitis lignosa. Klin Monatsbl Augenheilkd 190:40–45

28. Ploplis VA, Carmeliet P, Vazirzadeh S, Van Vlaenderen J, Moons L, Plow EF, Collen D (1989) Effects of disruption of the plasminogen gene on thrombosis, growth, and health in mice. Circulation 92:2585–2593

29. Plow EF, Herren T, Redlitz A, Miles LA, Hoover-Plow JL (1995) The cell biology of the plasminogen system (Review). FASEB J 9:939–945

30. Rubin A, Buck D, MacDonald MR (1989) Ligneous conjunctivitis involving the cervix. Br J Obstet Gynaecol 96:1228–1230

31. Schäfer BM, Maier K, Eickhoff U, Todd RF, Kramer MD (1994) Plasminogen activation in healing human wounds. Am J Pathol 144:1269–1280

32. Schäfer BM, Stark HJ, Fusenik NE, Todd III RF, Kramer MD (1995) Differential expression of urokinase-type plasminogen activator (uPA), its receptor (uPA-R), and inhibitor type-2 (PAI-2) during differentiation of keratinocytes in an organotypic coculture system. Exp Cell Res 220:415–423

33. Schott D, Dempfle CE, Beck P et al. (1997) Plasminogen deficiency – successful treatment of conjunctivitis lignosa and prevention of blindness by substitution with lys-

plasminogen. Presented to the 41. Kongress der Gesellschaft für Thrombose- und Hämostaseforschung, Wien

34. Schutta HS, Williams EC, Baranski BG, Sutula TH (1991) Cerebral venous thrombosis with plasminogen deficiency. Stroke 22:401–405
35. Scurry J, Planner R, Fortune DM, Lee CS, Rode J (1993) Ligneous (pseudomembranous) inflammation of the female genital tract. A report of two cases. J Reprod Med 38:407–412
36. Shigekiyo T, Uno Y, Tomonari A, Satoh K, Hondo H, Ueda S, Saito S (1992) Type I congenital plasminogen deficiency is not a risk factor for thrombosis. Thromb Haemost 67:189–192
37. Tait RC, Walker ID, Conkie JA, Islam SIAM, McCall F (1996) Isolated familial plasminogen dificiency may not be a risk factor for thrombosis. Thromb Haemost 76:1004–1008
38. Tilsner V (1990) Klinische Erfahrungen bei der Anwendung von Lys-Plasminogen zur Behandlung von arteriellen Gefäßverschlüssen. Ellipse 22:301–306
39. Vassalli JD, Saurat JH (1996) Cuts and scrapes? Plasmin heals! Nature Medicine 2:284–285
40. Weißbach G (1991) Physiologie der Hämostase. In: Weißbach G (Hrsg) Blutgerinnungsdiagnostik in der Klinik. Gesundheit, Berlin, S 20
41. Weitz JI, Silverman EK, Thong B, Campbell EJ (1992) Plasma levels of elastase-specific fibrinopeptides correlate with inhibitor phenotype. J Clin Invest 89:733–766
42. Zilliacus H, Ottelin AM (1966) Blood clotting and fibrinolysis in human foetuses. Biol Neonat 10:108–112

KAPITEL 2

Thrombolytische Therapie des akuten Myokardinfarktes

M. Moser und C. Bode

Ein akuter Myokardinfarkt läßt sich in etwa 90% der Fälle ursächlich auf eine okkludierende Koronarthrombose zurückführen [29]. Das von der betroffenen Koronararterie versorgte Myokardareal wird innerhalb weniger Stunden nekrotisch, falls es nicht ausnahmsweise ausreichend über Kollateralen versorgt wird. Es bildet sich eine Myokardnarbe, wodurch die linksventrikuläre Funktion irreversibel eingeschränkt wird. Für die Langzeitprognose des Patienten ist die Einschränkung der linksventrikulären Pumpfunktion ein entscheidender Parameter, wenn die akute Infarktphase mit ihren Komplikationen überlebt wird. Unter der Vorstellung, diesen Ablauf der Ereignisse möglichst frühzeitig zu unterbrechen, werden seit Ende der 70er Jahre Rekanalisationsmaßnahmen wie eine Thrombolyse und/oder eine interventionelle Ballondilatation (PTCA) und gegebenenfalls eine Stentimplantation durchgeführt. In mehreren placebokontrollierten, doppelblinden Megastudien [1, 2, 46, 47, 61, 104] konnte in der 2. Hälfte der 80er Jahre für unterschiedliche thrombolytische Substanzen nachgewiesen werden, daß eine rechtzeitige thrombolytische Therapie die Infarktgröße limitiert, die linksventrikuläre Pumpfunktion besser erhält und die Mortalitätsrate des akuten Myokardinfarktes signifikant senkt [34]. Ein wiedereröffnetes Koronargefäß scheint auch die Inzidenz schwerer Rhythmusstörungen sowie der linksventrikulären Dilatation günstig zu beeinflussen [64]. Aufgrund dieser Daten wurde die Thrombolyse zur Standardtherapie des akuten Myokardinfarktes.

Ansätze zur Therapieoptimierung

Organisatorische Maßnahmen

Die Therapie muß aufgrund der geringen Ischämietoleranz des Myokards so rasch wie möglich eingeleitet werden. Große Mortalitätsstudien wie GISSI-1 [46], GUSTO-1 [53, 55] und GUSTO-3 [52] zeigen eine überproportionale Reduktion der Mortalität mit Verkürzung des Intervalls Schmerzbeginn-Therapiebeginn. Für die mit rt-PA behandelten Patienten in der GUSTO-1-Studie betrug die Mortalitätsrate für die innerhalb von 2 h behandelten Patienten 4,3%, für die zwischen 4 und 6 h behandelten 8,9% sowie für die später als 6 h behandelten Patienten 10,4%. In der Regel geht am meisten Zeit durch die zögerliche Haltung des Patienten, sich um Hilfe zu bemühen, verloren. Offensive mehrmonatige Medienkampagnen zur Aufklärung der breiten

Öffentlichkeit, wie sie von der Arbeitsgruppe um Rustige u. Senges in Ludwigshafen durchgeführt wurden, konnten eine passagere Reduktion des Intervalls Schmerzbeginn-Krankenhausaufnahme von 4 h auf etwa 2 h erreichen [94]. Wahrscheinlich ist diese erhebliche Verkürzung der Ischämiezeit letztendlich für den Patienten mindestens ebenso wichtig wie die Wahl des Thrombolytikums oder einer interventionellen Reperfusionsstrategie.

Nach Ankunft des Patienten im Krankenhaus darf es nicht zu Verzögerungen bis zur Therapieeinleitung kommen. Bei jedem Patienten mit Verdacht auf Myokardinfarkt sollte unverzüglich ein EKG abgeleitet und umgehend eine Therapieentscheidung getroffen werden. Untersuchungen im Rahmen der GUSTO-1-Studie konnten zeigen, daß bereits die Ableitung eines 12-Kanal-EKG in der Prähospitalphase ausreichte, um die Zeitverzögerung im Krankenhaus um 10 min zu verkürzen [21]. Eine weitere Verkürzung der Ischämiezeit kann durch die Einleitung der thrombolytischen Therapie bereits in der Prähospitalphase erreicht werden. In 4 Studien [25, 30, 42, 96] wurden den Patienten jeweils 2 Infusionen verabreicht, wobei entweder die prähospital oder die im Krankenhaus verabreichte Infusion das Verum – die jeweils andere das Placebo – enthielt. Der Zeitgewinn für die prähospitale Infusion betrug zwischen 33 und 130 min. In der bei weitem größten Studie [30] ergab sich eine signifikante Senkung der Mortalität aus kardialer Ursache von 9,8% auf 8,3% ($p = 0,049$) entsprechend einer Risikoreduktion um 16%. Durch die prähospitale Therapieeinleitung konnten besonders die Patienten mit dem größten Zeitgewinn (>90 min) profitieren. Die Gesamtmortalität konnte allerdings in keiner der genannten Studien signifikant gesenkt werden. Dies legt den Schluß nahe, daß insbesondere in Gegenden, in denen es durch lange Transportwege ins Krankenhaus zu einer wesentlichen Therapieverzögerung kommt, eine prähospitale Therapieeinleitung von Nutzen sein könnte. Bei sehr kurzen Transportzeiten ist der Effekt eher niedrig zu veranschlagen. Das therapiebedingte häufigere Auftreten von Kammerflimmern in der Prähospitalphase macht die Verfügbarkeit eines Defibrillators unbedingt notwendig.

Relativierung von Kontraindikationen

Nur etwa ein Viertel bis ein Drittel aller Patienten mit Myokardinfarkt werden heute thrombolytisch behandelt [43, 72, 97]. Ein wichtiger Grund für die zurückhaltende Indikationsstellung zur thrombolytischen Therapie ist die Furcht vor Nebenwirkungen, insbesondere Blutungskomplikationen. Unterstützt werden diese Bedenken durch enge Einschlußkriterien (z. B. Alter unter 75 Jahre) der frühen Thrombolysestudien, die in die klinische Praxis übernommen wurden. Tatsächlich werden so Patienten mit vergleichsweise niedrigem Mortalitätsrisiko bevorzugt. Untersuchungen der letzten Jahre ergaben, daß eine solche Patientenselektion nicht gerechtfertigt ist, da auch einige Patientengruppen mit höherem Nebenwirkungsrisiko von einer thrombolytischen Therapie profitieren können. Ziel sollte es sein, all jenen Patienten eine thrombolytische Therapie zukommen zu lassen, die davon profitieren, selbst wenn durch Einschluß risikobehafteter Patientengruppen (z. B. hohes Lebensalter) insgesamt die Nebenwirkungsrate steigt.

Schmerzdauer mehr als 6 h

Der günstige Effekt der thrombolytischen Therapie auf die Überlebensrate von Patienten mit akutem Myokardinfarkt wird der Erhaltung ischämischen Myokards durch rechtzeitige Reperfusion eines primär verschlossenen Koronargefäßes zugeschrieben. Die Betrachtung großer Studien gibt Hinweise für den Zeitraum, innerhalb dessen ein Einsatz der Thrombolyse sinnvoll ist. In der GISSI-1-Studie [46] war für den Behandlungsbeginn zwischen 6 und 9 h nach Schmerzbeginn kein signifikanter Nutzen mehr nachweisbar (SK vs. Placebo 12,6% vs. 14,1%). Für den Zeitraum von 9 bis 12 h ergab sich sogar im Trend eine höhere Mortalität in der Streptokinasegruppe im Vergleich zur Placebogruppe (15,8% vs. 13,6%). Im Gegensatz dazu wurde in der ISIS-II-Studie [62] eine signifikante Reduktion der Mortalität bei Therapiebeginn zwischen 6 und 12 h und sogar noch 12–24 h nach Schmerzbeginn beobachtet (9,8% vs. 13,8%, $p = 0,01$; und 7,7% vs. 11,5%, $p = 0,04$). Die LATE-Studie [67] untersuchte gezielt den Einfluß einer thrombolytischen Therapie 6 bis 12 h und 12 bis 24 h nach Schmerzbeginn. Während die Mortalität 35 Tage nach dem Infarkt in der frühen Gruppe (6 bis 12 h) durch die Therapie signifikant gesenkt worden war (rt-PA vs. Placebo 8,9% vs. 12,0%, $p = 0,02$), zeigte sich bei Therapieeinleitung jenseits von 12 h nach Symptombeginn kein signifikanter Nutzen mehr (8,7% vs. 9,2%, $p = $ n.s.). Daraus läßt sich schließen, daß eine thrombolytische Therapie selbstverständlich so früh wie möglich eingeleitet werden sollte, eine Behandlung jedoch auch bis 12 h nach Schmerzbeginn noch sinnvoll ist und grundsätzlich erwogen werden sollte. Insbesondere Patienten mit Zeichen eines nicht vollständig abgelaufenen Infarktes (z.B. persistierende Angina pectoris, fehlende Q-Zacken im EKG oder fortbestehende Hebungen der ST-Strecke) oder Patienten mit erhöhtem Risiko sollten bis zu 12 h nach Schmerzbeginn behandelt werden – im begründeten Einzelfall auch darüber hinaus.

Lebensalter des Patienten

Bei älteren Patienten wird die Indikation zur thrombolytischen Therapie wegen der Gefahr von Blutungen, insbesondere zerebralen Blutungen, eher zurückhaltend gestellt. Tatsächlich findet sich in der GISSI-II-Studie [48] ein erhöhtes Schlaganfallrisiko nach thrombolytischer Therapie, wobei das Risiko nochmals höher ist, wenn rt-PA als Thrombolytikum gewählt wird (Patienten < 70 Jahre vs. Patienten > 70 Jahre; Streptokinase 0,7% vs. 1,6%; rt-PA 0,9% vs. 2,6%). Nicht nur die Häufigkeit intrakranieller Blutungen, sondern auch sonstiger transfusionsbedürftiger Blutungen steigt ebenfalls an [28]. Die Auswertung der Daten von 5 großen Studien ergibt, daß die Mortalität der älteren Patienten zwar deutlich erhöht ist, bei diesen Patienten jedoch auch die größte Reduktion der Mortalität durch eine thrombolytische Therapie erzielt werden kann. Die gepoolten Mortalitätsraten dieser Studien, die mit unterschiedlichen Plasminogenaktivatoren durchgeführt wurden, betrugen 17,9% für thrombolytisch behandelte vs. 22,1% für konservativ behandelte Personen ($p < 0,0001$). Die Begrenzung der Therapie auf junge Patienten erscheint daher nicht gerechtfertigt. Das erhöhte Mortalitätsrisiko älterer Patienten führt sogar zu einer Erhöhung der Zahl geretteter Leben auf 4,1 pro 100 behandelte Patienten gegenüber 2,1 pro 100 behandelte jüngere Patienten [43]. Ein hohes Lebensalter stellt heute keine Kontraindikation gegen eine thrombolytische Therapie bei Patienten mit akutem Myokardinfarkt dar.

EKG-Kriterien

In der GISSI-I- [46] und ISIS-II- [61] und ASSET-Studie [105] wurde jeweils eine Subgruppe von mehreren hundert Patienten mit ST-Streckensenkung bei Infarktverdacht thrombolytisch behandelt. In keiner der Studien konnte eine signifikante Reduktion der Mortalität in dieser Patientengruppe erzielt werden. Dies stimmt mit den Erfahrungen überein, daß auch Patienten mit instabiler Angina pectoris von einer thrombolytischen Therapie nicht profitieren. Vielleicht werden spezifische Enzymschnelltests, wie sie z. B. für Troponin T entwickelt worden sind [56], in Zukunft eine Identifizierung von gefährdeten Patienten mit ST-Streckensenkung erlauben. In dieser Untergruppe könnte eine thrombolytische Therapie zu einer Verbesserung der Prognose führen. Bis diese Hypothese belegt ist, sollten Patienten mit ST-Streckensenkungen einer Thrombolysetherapie nicht routinemäßig zugeführt werden, da den Risiken der Therapie derzeit kein gesicherter Nutzen gegenübersteht.

Anders verhält es sich bei Patienten, die im EKG einen Linksschenkelblock bei typischer Infarktsymptomatik aufweisen. In der ISIS-II-Studie [61] hatten die thrombolytisch (und mit Acetylsalicylsäure) behandelten Patienten mit Linksschenkelblock eine bessere Prognose als die konservativ behandelten Patienten (Mortalität 14,1% vs. 27,7%); daher stellt diese Konstellation grundsätzlich eine Indikation zur thrombolytischen Therapie dar.

Andere Ausschlußkriterien und Risikofaktoren

In der Literatur beschriebene Risikofaktoren für ein erhöhtes intrakranielles Blutungsrisiko oder eine andere schwere Blutung sind Alter [28], geringes Körpergewicht [22, 28], weibliches Geschlecht [20, 71], vorangegangene zerebrovaskuläre Erkrankungen [41] sowie arterielle Hypertonie [22]. Diese Faktoren haben jedoch nur einen geringen prädiktiven Wert [79], so daß sie allenfalls als relative Kontraindikationen in die individuelle Risikoabschätzung eingehen können. Bei diesen Patienten sollte auch der Spontanverlauf des Infarktes nach seiner vermuteten Größe und Lokalisation Berücksichtigung finden. So erscheint bei einem Patienten mit großem Vorderwandinfarkt, der nach 2 h in die Klinik kommt, auch bei Vorliegen relativer Kontraindikationen ein aggressives Vorgehen eher gerechtfertigt als bei einem Patienten mit kleinem Hinterwandinfarkt, der 10 h nach Schmerzbeginn aufgenommen wird, mittlerweile beschwerdefrei ist und per se eine gute Prognose hat.

Da die Prognose von Infarktpatienten im kardiogenen Schock extrem ungünstig ist, kann in dieser Situation ein höheres Risiko der Rekanalisationstherapie in Kauf genommen werden. Bei offenem Infarktgefäß ist die Überlebensrate wesentlich besser als bei verschlossenem. Kennedy et al. fanden nach intrakoronarer Streptokinasegabe eine Offenheitsrate von 43%. Die

Mortalität der Patienten mit offenem Infarktgefäß war zwar hoch (42%), betrug aber nur die Hälfte der Sterberate von Patienten mit verschlossenem Infarktgefäß (84%) [63]. Wegen der nach der Reanimation zu erwartenden Blutungskomplikationen sowie wegen der wahrscheinlich höheren Offenheitsrate des Infarktgefäßes würden die Autoren allerdings in diesen sehr kritischen Fällen von Patienten im kardiogenen Schock der Akut-PTCA, falls diese rasch durchführbar ist, den Vorzug geben.

Nach unserer Auffassung müssen Patienten mit manifester oder drohender innerer Blutung, z.B. einem dissezierenden Aortenaneurysma, aktiven Magen-Darm-Ulzera, akuter Pankreatitis oder unmittelbar nach chirurgischen Eingriffen, weiterhin von der thrombolytischen Therapie ausgeschlossen werden. Bei diesen Patienten sollte die Indikation zur mechanischen Rekanalisation des Infarktgefäßes geprüft werden.

Optimierung der antithrombotischen und thrombolytischen Therapie

Eine frühe Reokklusion nach initial erfolgreicher thrombolytischer Therapie läßt sich bei etwa 15% aller Patienten nachweisen, wobei fast die Hälfte dieser Ereignisse klinisch stumm verläuft. Patienten, deren Infarktgefäß offen bleibt, haben eine deutlich verminderte Krankenhausmortalität [35, 81], so daß sich Anstrengungen lohnen, durch eine adäquate adjuvante Therapie die Reokklusionsrate gering zu halten.

Thrombozytenaggregationshemmer

Der Wert einer Therapie des akuten Myokardinfarktes mit Acetylsalicylsäure (ASA) allein oder in Kombination mit einer Thrombolyse durch Streptokinase wurde in der ISIS-II-Studie [61] eindrucksvoll nachgewiesen: 160 mg ASA reduzierten die Krankenhausmortalität von 11,4% in der Placebogruppe auf 9,4% und in Kombination mit Streptokinase auf 8,0% (Placebo 13,2%). ASA war bei Patienten mit hohem Risiko, Frauen, älteren Patienten, Patienten mit Reinfarkt oder mit Vorderwandinfarkt besonders wirksam [37]. Der Wirkmechanismus beruht wahrscheinlich auf der um mehr als 50% reduzierten frühen Reokklusionsrate [90], was in der ISIS-II-Studie wiederum mit einer Halbierung der nichttödlichen Reinfarktrate (3,8% vs. 1,8%) korreliert. Nach Ausschluß von Kontraindikationen sollten daher Patienten mit akutem Myokardinfarkt sofort ASA erhalten, und zwar unabhängig von weiteren therapeutischen Maßnahmen (konservativ, Thrombolyse oder PTCA).

Die Thrombozytenaggregation wird auf molekularer Ebene durch den Thrombozytenoberflächenrezeptor GP IIb/IIIa und seine Interaktion mit Fibrinogen vermittelt. Dieser Rezeptor stellt die gemeinsame Endstrecke der Thrombozytenaggregation dar, so daß eine Beeinflussung von GP IIb/IIIa eine hochwirksame und selektive Kontrolle der Thrombozytenaggregation verspricht. In den letzten Jahren wurden zahlreiche GP-IIb/IIIa-Rezeptorantagonisten entwickelt und in klinischen Studien erprobt. Bereits zum klinischen Einsatz zugelassen ist ein monoklonales humanisiertes Antikörperfragment (c7E3; abciximab; Reopro) gegen GP IIb/IIIa. Die Thrombozytenaggregation wird durch c7E3 stark und irreversibel gehemmt. In der 2099 Patienten umfassenden EPIC-Studie [31] konnte gezeigt werden, daß die intravenöse Gabe von c7E3 in einer Dosierung von 0,25 mg/kg als Bolus und anschließender Infusion von 10 µg/min über 12 h in der Lage ist , die Inzidenz ischämischer Komplikationen 30 Tage nach Hochrisiko-PTCA signifikant zu senken (Placebo vs. c7E3: 12,8% vs. 8,3%; $p < 0,009$). Dieser Effekt war auch noch nach 6 Monaten feststellbar. In der c7E3-Gruppe war allerdings die Rate an Blutungskomplikationen insbesondere an der arteriellen Einstichstelle erhöht. In einer weiteren Studie mit c7E3 bei Patienten mit elektiver oder notfallmäßiger PTCA (EPILOG [32]) wurde das begleitende Heparin in reduzierter Dosis gewichtsadaptiert verabreicht, was dazu führte, daß die Rate an Blutungskomplikationen im Vergleich zur Kontrollgruppe nicht erhöht war. Die Inzidenz von Myokardinfarkt oder Tod konnte in der c7E3-Gruppe im Vergleich zur Kontrollgruppe deutlich gesenkt werden, so daß die Studie aus ethischen Gründen vorzeitig abgebrochen wurde. Zur Zeit liegen nur geringe Erfahrungen über den Einsatz von c7E3 beim akuten Myokardinfarkt vor. In tierexperimentellen Studien konnte in Gegenwart von c7E3 eine raschere Thrombolysewirkung und eine verminderte Reokklusionsrate beobachtet werden [40]. Auch erste Pilotstudien an Patienten mit akutem Myokardinfarkt zeigen vielversprechende Ergebnisse [65]. Zur Zeit werden weitere Studien zur Erprobung von c7E3 als adjuvante Therapie des akuten Myokardinfarktes durchgeführt. In der SPEED-Studie wird c7E3 in Kombination mit der rt-PA-Mutante Reteplase vor Akut-PTCA geprüft. Eine weitere Substanz, die GP IIb/IIIa blockieren kann, ist das Peptid Integrilin. Im Gegensatz zu c7E3 hat Integrilin eine reversible thrombozytenaggregationshemmende Wirkung mit einer Halbwertszeit von etwa 1,5–2 h. Eine PTCA-Studie (IMPACT II [87]) ergab in der mit Integrilin behandelten Patientengruppe eine Reduktion der Inzidenz ischämischer Frühkomplikationen um 33% gegenüber der Kontrollgruppe, ohne die Blutungsrate zu erhöhen. Bei Patienten mit akutem Myokardinfarkt, die einer thrombolytischen Therapie mit frontloaded rt-PA und Heparin sowie ASA zugeführt wurden, ergab eine zusätzliche Gabe von Integrilin im Vergleich zu Placebo eine Verbesserung der koronaren Offenheitsrate von 39% auf 66% (TIMI 3; $p = 0,006$) [82]. Weitere GP-IIb/IIIa-Rezeptorantagonisten, die bislang allerdings nur eine geringe Bedeutung erlangt haben, sind MK-383 und Ro 4483.

Insgesamt läßt sich feststellen, daß durch die Anwendung von GP-IIb/IIIa-Antagonisten die Rate von ischämischen Komplikationen nach PTCA signifikant erniedrigt wird. Vom Einsatz dieser Substanzen im Rahmen der thrombolytischen Therapie des akuten Myokardinfarktes kann man ebenfalls eine Reduktion der ischämischen Komplikationsrate erwarten. Um vermehrte Blutungskomplikationen zu vermeiden, muß die Heparindosierung gegenüber den bisher geltenden Standards reduziert werden.

Im Tiermodell und in Pilotstudien zeigten auch Thromboxansynthesehemmer und Thromboxanrezeptorantagonisten eine Verbesserung der Thrombolyserate und eine Verminderung der frühen Reokklusionsrate [102]. Die Substanz Ridogrel, die sowohl thromboxansynthesehemmend als auch thromboxanrezeptorblockierend wirkt, wurde in einer Studie an 907 Patienten mit akutem Myokardinfarkt im Vergleich zu Acetylsalicylsäure als Begleitmedikation zur Thrombolyse erprobt (RAPT [88]). Nach 14 Tagen zeigten beide Therapiegruppen einen vergleichbaren Koronargefäßstatus. Eine Post-hoc-Analyse ergab eine signifikant erniedrigte Inzidenz von ischämischen Ereignissen während des Krankenhausaufenthaltes (Ridogrel vs. ASA: 13% vs. 19%; $p < 0,25$). Gegenüber den GP-IIb/IIIa-Rezeptorantagonisten bietet diese Substanzgruppe jedoch ein weniger attraktives Therapiekonzept und ist daher momentan eher in den Hintergrund gedrängt worden.

Thrombinantagonisten

Heparin ist beim nicht thrombolytisch behandelten Patienten mit akutem Myokardinfarkt in der Lage, das relative Risiko für Tod und Reinfarkt um 35% bzw. 38% zu senken [73, 106]. Die Wirkung von Heparin als einzige Begleitmedikation bei thrombolytisch behandelten Patienten bezüglich der Mortalität ist unzureichend belegt [95]. Bezüglich der koronaren Offenheitsrate ergeben sich widersprüchliche Ergebnisse [7, 100]. Die Wirkung von Heparin bei Thrombolyse und gleichzeitiger ASA-Therapie ist Gegenstand intensiver Forschungsarbeit [27, 80]. Grundsätzlich muß zwischen der subkutanen und der intravenösen Gabe von Heparin unterschieden werden, da nur bei intravenöser Applikation mit einer therapeutisch wirksamen Verlängerung der aPTT gerechnet werden kann. Die Notwendigkeit der Heparinisierung hängt auch von der Wahl des Thrombolytikums ab: eine Streptokinasetherapie (und wahrscheinlich auch eine Thrombolyse mit anderen, nicht fibrinselektiven Plasminogenaktivatoren wie Urokinase oder APSAC) kann wegen der antikoagulatorisch wirkenden Fibrin(ogen)spaltprodukte, die in großer Menge anfallen, zunächst ohne Heparinisierung verabreicht werden.

Im Gegensatz hierzu sollte die Gabe von rt-PA (und wahrscheinlich auch anderer, relativ fibrinselektiver Plasminogenaktivatoren) mit einer aPTT-wirksamen, intravenösen Gabe von Heparin kombiniert werden. Diese Empfehlung ergibt sich aus folgenden Beobachtungen: Koronarangiographische Studien belegen für rt-PA gegenüber Streptokinase eine höhere Reperfusionsrate des Infarktgefäßes [54, 99, 103]. Trotzdem ergaben Vergleichsstudien mit unzureichender Heparinisierung keinen Unterschied in der Mortalitätsrate [46, 60]. Zur Klärung dieses Befundes konnte wiederum in koronarangiographisch kontrollierten Studien nachgewiesen werden, daß die durch rt-PA akut erzielbare Offenheitsrate vom Grad der Heparinisierung abhängig ist [4] und daß ohne intravenöse Heparinisierung die Offenheitsrate durch frühe Reokklusion rasch auf das Niveau der mit Streptokinase erzielbaren Offenheitsraten abfällt [7, 27, 58]. Schließlich wurde in der GUSTO-1-Studie [55] unter adäquater Heparinisierung (Verlängerung der aPTT auf das Doppelte des Ausgangswertes) eine signifikante Senkung der Mortalität durch rt-PA im Vergleich zu Streptokinase nachgewiesen (Mortalität rt-PA vs. SK: 6,3% vs. 7,3%; Risikoreduktion 13,7%, $p < 0,001$). In einer angiographischen Substudie wurde gleichzeitig eine höhere und anhaltende Offenheit des Infarktgefäßes nachgewiesen (Patency nach 90 min rt-PA vs. SK: 81% vs. 61%) [53].

Niedermolekulare Heparine (LMWH) haben eine höhere Bioverfügbarkeit und längere Wirksamkeit nach subkutaner Applikation als unfraktioniertes Heparin. Eine Reihe von Studien hat ergeben, daß niedermolekulares Heparin eine sichere und wirksame Alternative zu unfraktioniertem Heparin darstellt [57]. Eine kleine Dosisfindungsstudie bei Patienten mit akutem Myokardinfarkt konnte zeigen, daß die Gabe von LMWH bei dieser Indikation sicher ist [74]. Die FRISC-Studie ergab, daß LMWH bei Patienten mit instabiler Angina pectoris in der Lage sind, die Inzidenz eines Myokardinfarktes zu vermindern [36]. Zur Zeit gibt es jedoch keine Argumente dafür, LMWH unfraktioniertem Heparin bei Patienten mit akutem Herzinfarkt vorzuziehen.

Heparin wirkt als Kofaktor des zirkulierenden Antithrombin III (AT III) und beschleunigt dessen Bindung an Thrombin. Es wird daher als indirekter Thrombinantagonist bezeichnet. Im Gegensatz dazu inhibiert der direkte Thrombinantagonist Hirudin spezifisch nur Thrombin und hat darüber hinaus den wesentlichen Vorteil, auch fibringebundenes Thrombin zu hemmen. Eine Reihe klinischer Studien wurde zur Evaluation der Effektivität und der Therapiesicherheit durchgeführt. Die HIT-Studie [77] prüfte steigende Hirudindosierungen als Begleittherapie zu frontloaded rt-PA bei akutem Myokardinfarkt. Die koronare Offenheitsrate nach 90 min nahm mit steigender Hirudindosis zu. Die TIMI-5-Studie (23) verglich eine adjuvante Therapie mit i. v.-Heparin oder Hirudin jeweils nach thrombolytischer Therapie mit rt-PA. Durch Hirudin in Kombination mit rt-PA konnte eine signifikant höhere frühe und späte Offenheit des Infarktgefäßes erreicht werden; außerdem wurden die Reokklusionsrate und die Häufigkeit des Eintretens von Tod oder Reinfarkt signifikant gesenkt. Die Rate an Blutungskomplikationen war nicht erhöht. Die TIMI-6-Studie [68] zeigte eine erniedrigte Inzidenz ischämischer Ereignisse in der Hirudingruppe bei Thrombolyse mit Streptokinase im Vergleich zur Begleittherapie mit Heparin. Drei große Studien mit Hirudin (TIMI-9A, GUSTO-IIa, HIT-III) mußten vorzeitig abgebrochen werden, da es in der Hirudingruppe zu einer erhöhten Rate an Blutungen, insbesondere zerebraler Blutungen, kam. Die TIMI-9A-Studie [3] prüfte die Wirksamkeit und Sicherheit von Hirudin im Vergleich zu intravenösem Heparin als Begleittherapie zur Thrombolyse und Acetylsalicylsäure bei akutem Myokardinfarkt. Die GUSTO-IIa-Studie 66 [49] verglich Hirudin mit Heparin bei Patienten mit akutem Thoraxschmerz innerhalb von 12 h. Insbesondere die thrombolysierten Patienten neigten verstärkt zu intrazerebralen Blutungen. Die Blutungsrate variierte zwar je nach eingesetztem Thrombolytikum, war jedoch in jedem Fall höher, als in der GUSTO-1-Studie beobachtet worden war. In der HIT-III-Studie [78] wurde Hirudin oder Heparin in Kombination mit frontloaded rt-PA zur Therapie des akuten Infarktes eingesetzt. Eine Anschlußstudie bei akuten koronaren Syndromen mit erniedrigter Hirudindosis (GUSTO-IIb [50]) ergab keine erhöhten Blutungskomplikationen in der Hirudingruppe, jedoch auch keinen wesentlichen Therapievorteil.

Insgesamt betrachtet kann eine Empfehlung für Hirudin derzeit nicht ausgesprochen werden, da der therapeutische Dosisbereich offenbar geringer ist als anfänglich vermutet. Bei einer Therapie mit Hirudin wurden allgemein konstantere PTT-Werte im Vergleich zu Heparin erreicht. Der klinische Wert dieses Phänomens erscheint angesichts der GUSTO-II b-Daten fraglich.

In Zukunft könnte Hirudin, das über einen Antikörper spezifisch am Wirkort des zu inhibierenden Enzyms (Thrombin) angereichert wird, ein noch wesentlich günstigeres Risiko-Nutzen-Verhältnis erbringen [16]. In experimentellen Studien wurde die Steigerung der Hirudinwirkung um den Faktor 10–1000 in Abhängigkeit vom verwendeten Assay beschrieben.

Neue thrombolytische Therapieschemata

Die Arbeitsgruppe Neuhaus konnte in mehreren Studien [75, 76] nachweisen, daß die rasche, sog. „frontloaded-Infusion" von rt-PA (100 mg über 90 min) zu höheren Offenheitsraten (80–90%) führt, als dies durch konventionelle Anwendung (100 mg über 180 min) erzielt werden kann. Diese Art der Verabreichung – durch gewichtsadaptierte Dosierung ergänzt (15 mg Bolus + 0,75 mg/kg über 30 min + 0,5 mg/kg über 60 min; maximal 100 mg) – wurde in der GUSTO-1-Studie eingesetzt. Hier zeigte sich ein „gewichtsadaptiertes, frontloaded rt-PA" mit adäquater intravenöser Heparintherapie (5000 IE Bolus + 1000 IE/h i. v.) der Streptokinase (1,5 Mio/60 min) mit intravenösem oder subkutanem Heparin sowie einer Kombinationstherapie aus Streptokinase und rt-PA (1,5 Mio./60 min + 1 mg/kg rt-PA über 60 min; maximal 90 mg) mit gleicher Heparinisierung in bezug auf Offenheit des Infarktgefäßes und auf Reduktion der Mortalität signifikant überlegen. Ein gegenüber der Streptokinase erhöhtes Risiko des hämorrhagischen Schlaganfalls (rt-PA vs. SK: 0,72% vs. 0,49%, $p = 0,03$) vermindert zwar den „klinischen Nettonutzen" des rt-PA. Trotzdem wurde der kombinierte Endpunkt „Tod oder ständig behindernder Schlaganfall" in der rt-PA-Gruppe signifikant seltener erreicht (rt-PA vs. SK: 6,9% vs. 7,8%, $p = 0,006$) als in den mit Streptokinase behandelten Gruppen. Eine Doppelbolusgabe von jeweils 50 mg rt-PA im Abstand von 30 min zeigte in einer ersten, nichtrandomisierten Studie ebenfalls gute Ergebnisse mit einer TIMI-3-Offenheitsrate nach 90 min von 88% [86]. Eine im Anschluß durchgeführte Mortalitätsstudie mit dieser Dosierung (COBALT [26]) konnte diese Ergebnisse jedoch nicht bestätigen. Die Studie wurde vorzeitig abgebrochen, nachdem 7169 Patienten rekrutiert waren, da in der Doppelbolusgruppe im Vergleich zur frontloaded rt-PA-Therapiegruppe die 30-Tage-Sterblichkeit (7,98% vs. 7,53%) und die Rate hämorrhagischer Schlaganfälle (0,8% vs. 1,1%) erhöht waren.

Bis auf weiteres ist daher die akzelerierte, gewichtsadaptierte „frontloaded-Infusion" von rt-PA mit adäquater Heparinisierung als effektivste Dosierung anzusehen.

Kombinationen bekannter Thrombolytika wurden in mehreren kleineren Studien getestet [17]. Die in Pilotstudien relativ günstigen Ergebnisse der Streptokinase-rt-PA-Kombination [44] ließen sich in der GUSTO-Studie nicht reproduzieren.

Neue Plasminogenaktivatoren

Prourokinase oder scuPA ist das einkettige Proenzym der Urokinase, das nicht an Fibrin bindet, aber durch selektive Aktivierung fibringebundenen Plasminogens relativ fibrinspezifisch wirkt. Wie bei rt-PA und r-PA geht die Fibrinspezifität durch die notwendige hohe Dosierung beim therapeutischen Einsatz häufig verloren. Mehrere Studien zeigten, daß eine effektive koronare Thrombolyse möglich ist (90-min-Offenheitsraten 51–81%) [9, 11, 70, 85]. Vorteile gegenüber Urokinase sind somit kaum erkennbar; die therapeutische Effizienz Prourokinase erscheint geringer als diejenige von frontloaded rt-PA oder Reteplase und dürfte mit der von konventionellem rt-PA (Offenheitsrate nach 90 min Prourokinase vs. rt-PA: 81,7% vs. 81,5%) vergleichbar sein (SESAM-Studie [5]).

Rekombinante Staphylokinase ist fibrinspezifischer und gegenüber arteriellen, thrombozytenreichen Thromben fibrinolytisch aktiver als Streptokinase. Sie bildet mit Plasminogen einen stöchiometrischen 1:1-Komplex, der in Abwesenheit von Fibrin durch a_2-Antiplasmin schnell inaktiviert wird. In einer Pilotstudie (STAR [101]) wurden 100 Patienten mit Staphylokinase oder frontloaded rt-PA behandelt. Nach einer Dosiserhöhung auf 20 mg Staphylokinase in 30 min wurden vergleichbare Offenheitsraten in beiden Therapiearmen erreicht. Weitere Studien sind zur Einschätzung des Potentials der Substanz erforderlich. Aufgrund der wie bei Streptokinase gegebenen Antigenität und des indirekten Mechanismus der Plasminogenaktivierung über einen 1:1-Komplex aus Staphylokinase und Plasminogen, der dann weitere Plasminogenmoleküle aktiviert, erscheint die Anwendbarkeit und Wirksamkeit dieser Substanz z.Z. eher begrenzt. Allerdings wird versucht, durch Einführung spezifischer Mutationen die antigenen Eigenschaften des Moleküls zu vermindern.

Die t-PA Deletionsmutante Reteplase (r-PA) ist ein nicht glykosylierter, in E. coli exprimierter, rekombinanter Plasminogenaktivator. Die randomisierte RAPID-1-Studie [98], die 605 Patienten mit akutem Myokardinfarkt einschloß, zeigte, daß eine Doppelbolusgabe von 10+10 E Reteplase im Abstand von 30 min signifikant höhere koronare Offenheitsraten nach 90 min ergab als ein Doppelbolus von 10+5 E, ein Einfachbolus von 15 E oder die Infusion von 100 mg rt-PA in 180 min. Reteplase (10+10 E) erwies sich dabei gegenüber rt-PA in konventioneller Dosierung (100 mg/180 min) in bezug auf die Offenheitsrate nach 60 min (Reteplase vs. rt-PA: 79% vs. 66%), die Offenheitsrate nach 90 min (Reteplase vs. rt-PA: 85,4% vs. 76,6%) und in bezug auf die Vollständigkeit der Reperfusion (TIMI-III-Reteplase vs. rt-PA: 62,8% vs. 47,6%) als überlegen.

Die Mortalitätsstudie INJECT [59] sollte die Gleichwertigkeit von Reteplase (10+10 E) und Streptokinase (1.5 Mio. E in 60 min) in bezug auf die 35-Tage-Mortalitätsrate nach Myokardinfarkt zeigen. Mit 9,02% für Reteplase gegenüber 9,53% für Streptokinase und 11,02% vs. 12,05% nach 6 Monaten wurde dieses Ziel erreicht – ohne wesentliche Unterschiede in der Rate unerwünschter Wirkungen.

Die RAPID-2-Studie [18] prüfte die effektivste Reteplasedosis (10+10 E) gegenüber der frontloaded rt-PA-Dosis. Die Therapie mit Reteplase erreichte eine signifikant höhere Offenheitsrate 60 min (Reteplase vs. rt-PA: 81,8% vs. 66,1%, p < 0,01) und 90 min (83,4% vs. 73,3%, p < 0,05) nach Therapiebeginn. Die Reteplase erreichte schon 60 min nach Therapiebeginn höhere Offenheitsraten als frontloaded rt-PA nach 90 min. Dabei war das Nebenwirkungsprofil bezüglich peripherer und zentraler Blutungen sowie bezüglich Rethrombosen vergleichbar. Die RAPID-2-Studie konnte zeigen, daß Reteplase, als 10+10 E Doppelbolus verabreicht, wirksamer ist als frontloaded rt-PA, was das Erreichen hoher koronarer Offenheitsraten angeht.

Um die Frage zu beantworten, ob höhere Offenheitsraten unter der Therapie mit Reteplase im Vergleich zu frontloaded rt-PA sich auch in besseren Überlebensraten ausdrücken, wurde die GUSTO-3-Studie unternommen [51]. Die Mortalitätsraten nach 30 Tagen ergaben mit 7,47% für Reteplase und 7,24% für frontloaded Alteplase keinen signifikanten Unterschied.

Offenbar haben die beiden z. Z. wirksamsten Thrombolyseschemata – Reteplase 10+10 E und frontloaded rt-PA – keine klinisch bedeutsamen Wirksamkeitsunterschiede. Eigene Untersuchungen ergaben allerdings eine stärkere zusätzliche Thrombozytenaggregationshemmung unter Reteplasebehandlung [19]. Dies könnte in Anbetracht des oben erwähnten günstigen Einflusses einer effektiven Thrombozytenaggregationshemmung bei interventionellen Koronareingriffen ein Argument für eine Therapie mit Reteplase sein, falls ein solcher Eingriff geplant ist. Ansonsten werden möglicherweise der Preis und die Einfachheit der Applikation entscheidend für die Substanzwahl sein.

Eine weitere Mutante von endogenem rt-PA stellt die sog. TNK-Mutante dar. Sie befindet sich in der klinischen Prüfung. Im Gegensatz zu Reteplase, bei der ganze Domänen des nativen t-PA Moleküls entfernt wurden, sind bei TNK hochspezifische Mutationen eingeführt worden. Durch Austausch von 2 einzelnen Aminosäuren [(T103N) und (N117Q)] sowie von 4 Aminosäuren im katalytischen Zentrum (KHRR296-299AAAA) werden gleich mehrere Eigenschaften modifiziert [84]. Zum einen wird die Fibrinspezifität erhöht (14×), zum anderen wird das Molekül um den Faktor 80 resistenter gegenüber seinem körpereigenen Antagonisten Plasminogenaktivator Typ 1 (PAI-1). Schließlich verlängert sich die Halbwertszeit auf etwa 30 min, was eine Bolusdosierung ermöglicht. Die bislang vorliegenden, geringen klinischen Erfahrungen mit dieser Substanz sind bezüglich Effektivität und Sicherheit ermutigend [24]. Gegenwärtig wird die Substanz in der ASSENT-II-Studie mit primärem Endpunkt 30 Tage Mortalität gegen frontloaded rt-PA getestet.

Die antikörpervermittelte Thrombolyse bietet die grundsätzlich neue Möglichkeit, einen chemisch oder gentechnologisch an einen monoklonalen Antikörper gekoppelten Plasminogenaktivator an vorherbestimmten Zielmolekülen des Thrombus anzureichern [8, 10, 12]. Die Wirksamkeit von rt-PA konnte nach Koppelung an einen fibrinspezifischen Antikörper in vivo um das 3- bis 9fache [91, 92], die von Prourokinase um das 20fache erhöht werden [13]. Das Antifibrin-Prourokinase-Molekül wurde auch gentechnologisch hergestellt und zeigte in einer Versuchsserie bei Primaten neben vielfach gesteigerter thrombolytischer Wirksamkeit auch antithrombotische Eigenschaften [93]. Speziell für thrombozytenreiche, arterielle Thromben erscheint ein (anti-GPIIb/IIIa) 7E3-Urokinase-Konjugat geeignet, das gegenüber den ungekoppelten Bestandteilen sowohl eine Potenzierung der thrombolytischen als auch der antiaggregatorischen Eigenschaften zeigt [14, 15].

Therapeutische Alternativen
Akut-PTCA

In den vergangenen Jahren hat die Behandlung des akuten Myokardinfarktes mittels Akut-PTCA zunehmend an Bedeutung gewonnen. Vier kleinere Studien [38, 45, 89, 107] verglichen Anfang der 90er Jahre eine direkte PTCA mit verschiedenen Thrombolyseschemata – jedoch nicht frontloaded rt-PA – bei akutem Myokardinfarkt. Dabei zeigte sich, daß in den hochspezialisierten und erfahrenen Zentren, die an der Behandlung dieser Patienten beteiligt waren, durch Akut-PTCA eine hohe primäre Offenheitsrate des Infarktgefäßes von 95% und mehr erreicht werden kann. Dieser Vorteil schlug sich jedoch nicht in einer statistisch signifikanten Senkung der Mortalitätsraten nieder. Eine angiographische Substudie der bereits erwähnten GUSTO-IIb-Studie verglich die Effektivität einer Akut-PTCA mit der von frontloaded rt-PA unter adjuvanter Therapie mit Heparin oder Hirudin [39]. Der primäre Endpunkt der Studie, bestehend aus Tod, Reinfarkt und Apoplex nach 30 Tagen, trat in der PTCA-Gruppe signifikant seltener als in der rt-PA Gruppe ein (9,6% vs. 13,7%; p=0,033). Die Mortalität allein war weder nach 30 Tagen noch nach 6 Monaten signifikant verschieden; nach 6 Monaten war auch der Unterschied bezüglich des kombinierten Endpunktes nicht mehr signifikant. Die Gefäßoffenheitsrate (TIMI 3) nach Intervention betrug in dieser Studie 73% bei zentraler Auswertung (88% bei Auswertung durch das jeweilige Studienzentrum). Die Rate intrakranieller Blutungen betrug in der PTCA-Gruppe 0% gegenüber 1,4% in der rt-PA Gruppe.

Eine Kohortenanalyse aus dem Raum Seattle ergab keinen signifikanten Unterschied zwischen Patienten mit thrombolytischer Therapie oder mit primärer Angioplastie hinsichtlich der Mortalität während des stationären Aufenthaltes nach Myokardinfarkt [33] (5,6% vs. 5,5%; p=n.s.). Auch eine Analyse besonders gefährdeter Patienten ergab keine Unterschiede zwischen den Therapien. Die Behandlungs- und Folgekosten waren jedoch in der Thrombolysegruppe bei Krankenhausentlassung und nach 3 Jahren um 15 bzw. 13% niedriger.

Zusammenfassend läßt sich sagen, daß eine Akut-PTCA, sofern sie tatsächlich akut erfolgt und in einem erfahrenen Zentrum durchgeführt wird, eine wirksame und nebenwirkungsarme Alternative zur thrombolytischen Therapie darstellt. Die Akut-PTCA ist bei vielen Infarktpatienten, die Kontraindikationen gegen eine thrombolytische Therapie aufweisen, indiziert. Im kardiogenen Schock scheint nach den vorliegenden Daten eine Akut-PTCA erfolgversprechender als eine thrombolytische Therapie [6, 66, 69, 83].

Der weit überwiegende Teil der Kliniken in Europa und weltweit verfügt jedoch nicht über die notwendige Infrastruktur, Patienten mit akutem Infarkt eine sofortige Angioplastie anbieten zu können. Eine thrombolytische Therapie kann dagegen jederzeit auch in kleineren und nichtspezialisierten Kliniken eingeleitet und mit gutem Erfolg durchgeführt werden. Ob eine durchgeführte thrombolytische Therapie die Erfolgschancen einer anschließenden interventionellen Therapie beeinträchtigt, wird derzeit im Rahmen der SPEED-Studie überprüft. Im Prinzip erscheint diese Kombination zur schnellstmöglichen Reperfusion optimal geeignet.

Literatur

1. AIMS Trial Study Group (1980) Effect of intravenous APSAC on mortality after acute myocardial infarction; preliminary report of a placebo controlled clinical trial. Lancet 1:545–549
2. AIMS Trial Study Group (1990) Long term effects of intravenous anistreplase in acute myocardial infarction: final report of the AIMS study. Lancet 335:427–431
3. Antman E (1994) Hirudin in acute myocardial infarction. Safety report from the thrombolysis and thrombin inhibition in myocardial infarction (TIMI) 9A trial. Circulation 90:1624–1630
4. Arnout J, Simoons M, de Bono D, Rapold HJ, Collen D, Verstraete M (1992) Correlation between level of heparinization and patency of the infarct-related coronary artery after treatment of acute myocardial infarction with alteplase (rt-PA). J Am Coll Cardiol 20:513–519
5. Bär F, SESAM investigators (1993) Vortrag 15. Kongreß der ESC, Nizza. Zitiert nach "Fibrinolyse", Heft 3/4, S 11
6. Bates ER, Topol EJ (1991) Limitations of thrombolytic therapy for acute myocardial infarction complicated by congestive heart failure and cardiogenic shock. J Am Coll Cardiol 18:1077–1084
7. Bleich SD, Nicolls TC, Schumacher RR (1990) The effect of heparin on coronary arterial patency after thrombolysis with tissue plasminogen activator in acute myocardial infarction. Am J Cardiol 66:1412–1417
8. Bode C, Matsueda GR, Hui KY, Haber E (1985) Antibody-directed urokinase: A specific fibrinolytic agent. Science 229:765–767
9. Bode C, Schuler G, Schwarz F, Zimmermann R, Horn A, Kübler W (1987) Intravenous thrombolytic therapy with pro-urokinase in patients with acute myocardial infarction. Am J Cardiol 60:371–371
10. Bode C, Runge MS, Newell JB, Matsueda GR, Haber E (1987) Characterization of an antibodyurokinase conjugate: a plasminogen activator targeted to fibrin. J Biol Chem 262:10819–19823
11. Bode C, Schönermark S, Schuler G, Zimmermann R, Schwarz F, Kübler W (1988) Efficacy of intravenous prourokinase and a combination of prourokinase and urokinase in acute myocardial infarction. Am J Cardiol 61:971–974
12. Bode C, Runge MS, Branscomb EE, Newell JB, Matsueda GR, Haber E (1989) Antibody-directed fibrinolysis: an antibody specific for both, fibrin and tissue plasminogen activator. J Biol Chem 264:944–948
13. Bode C, Runge MS, Schönermark S, Eberle T, Newell JB, Kübler W, Haber E (1990) Conjugation to antifibrin Fab' enhances fibrinolytic potency of single chain urokinase plasminogen activator. Circulation 81:1974–1980
14. Bode C, Meinardt G, Runge MS et al. (1991) Platelet-targeted fibrinolysis enhances clot lysis and inhibits platelet aggregation. Circulation 84:805–813
15. Bode C, Nordt T, Detlefs-Bartels U, Runge MS, Arens M, Kübler W, Haber E (1991) Targeting of single-chain urokinase plasminogen activator by conjugation to an antiplatelet antibody results in enhanced clot lysis. Trans Assoc Am Phys 104:29–31

16. Bode C, Freitag M, Mehwald P, Hudelmayer M, Ruef J, Runge MS, Haber E (1993) Fibrin-targeted or platelet targeted recombinant hirudin inhibits fibrin deposition on experimental clots more efficiently than untargeted hirudin. Circulation 88 [Suppl 1]: I-417

17. Bode C, Baumann H, von Hodenberg E, Freitag M, Nordt T (1993) Combinations of thrombolytic agents in acute myocardial infarction. Z Kardiol 82 [Suppl 2]:125–128

18. Bode C, Smalling RW, Berg G et al., for the RAPID-2 Investigators (1996) Randomized comparison of coronary thrombolysis achieved with double-bolus reteplase (recombinant plasminogen activator) and front-loaded, accelerated alteplase (recombinant tissue plasminogen activator) in patients woth acute myocardial infarction. Circulation 84: 891–898

19. Bode C, Moser M, Kohler B, Schmittner M, Peter K, Nordt TK, Smalling RW (1997) Platelet function during and after thrombolytic therapy for acute myocardial infarction with reteplase, alteplase, or streptokinase (abstract). Circulation 96 [Suppl 1]:2997

20. Bovill EG, Terrin ML, Stump DC et al., for the TIMI investigators (1991) Hemorrhagic events during therapy with recombinant tissue-type plasminogen activator, heparin, and aspirin for acute myocardial infarction. Ann Intern Med 115:256–265

21. Califf RM, Newby LK (1996) How much do we gain by reducing time to reperfusion therapy. Am J Cardiol 78 [Suppl 12 a]:8–15

22. Califf RM, Topol EJ, George BS et al., and the TAMI study group (1988) Hemorrhagic complications associated with the use of intravenous tissue plasminogen activator in treatment of acute myocardial infarction. Am J Med 85:353–359

23. Cannon C, McCabe C, Henry T (1994) A pilot trial of recombinant desulfatohirudin compared with heparin in conjunction with t-PA and aspirin for acute myocardial infarction: results of TIMI-V trial. J Am Coll Cardiol 23:993–1003

24. Cannon CP, McCabe, Gibson CM et al. (1997) TNK-tissue plasminogen activator in acute myocardial infarction. Results of the thrombolysis in acute Myocardial infarction (TIMI) 10 A dose ranging trial. Circulation 95:351–356

25. Castaigne AD, Herve C, Duval-Moulin AM et al. (1989) Prehospital use of APSAC: results of a placebocontrolled Study. Am J Cardiol 64:30 A–33 A

26. The continous infusion versus double-bolus administration of alteplase (COBALT) investigators (1997) A comparison of continous infusion of alteplase with double bolus administration for acute myocardial infarction. N Engl J Med 337:1124–1130

27. De Bono DP, Simoons MI, Tijssen J et al. (1992) Effects of early intravenous heparin on coronary patency, infarct size, bleeding complications after alteplase thrombolysis: results of a randomised, double-blind European Cooperative Study Group trial. Br Heart J 67:122–128

28. De Jaegere PP, Arnold AA, Balk AH, Simoons ML (1992) Intracranial hemorrhage in association with thrombolytic therapy: incidence and clinical predictive factors. J Am Coll Cardiol 19:289–294

29. De Wood MA, Spores J, Notske R, Mouser LT, Burroughs R, Golden MS, Lang HT (1980) Prevalence of total coronary occlusion during the early hours of transmural myocardial infarction. N Engl J Med 303:897–901

30. EMIP Group (1993) Prehospital thrombolytic therapy in patients with suspected acute myocardial infarction. N Engl J Med 329:383–389

31. EPIC Investigators (1994) Use of monoclonal antibody directed against the platelet glycoprotein II b/III a receptor in high-risk angioplasty. N Engl J Med 330:956–961

32. EPILOG Investigators (1997) Platelet glycoprotein II b/III a receptor blockade and low-dose heparin during percutaneous coronary revascularisation. N Engl J Med 336:1689–1696

33. Every NR, Parsons LS, Hlatky BS, Martin JS, Weaver WD for the Myokardial infarction triage and intervention investigators (1996) a comparison of thrombolytic therapy with primary angioplasty for acute myocardial infarction. N Engl J Med 336:1253–1260

34. Fibrinolytic Therapy Trialists (FTT) (1994) Collaborative Group. Indications for fibrinolytic therapy in suspected acute myocardial infarction: collaborative overview of

early mortality and major morbidity results from all randomised trials of more than 1000 patients. Lancet 343:311–11; Erratum Lancet 343:742

35. Fortin DF, Califf RM (1990) Long-term survival from acute myocardial infarction: salutary effect of an open coronary vessel. Am J Med 88:9N–15N

36. Fragmin during Instability in Coronary Artery Disease (FRISC) study group (1996) Low-molecular-weight heparin during instability in coronary artery disease. Lancet 347:561–568

37. Fuster V, Dyken ML, Vokonas PS, Hennekens C (1993) Aspirin as a therapeutic agent in cardiovascular disease. Circulation 87:659–675

38. Gibbons RJ, Holmes DR, Reeder GS, Bailey KR, Hopfenspirger MR, Gersh BJ (1993) Immetiate angioplasty compared with the administration of a thrombolytic agent followed by conservative treatment for myocardial infarction. N Engl J Med 328:685–691

39. The Global Use of Strategies to Open Occluded Coronary Arteries in acute coronary syndromes (GUSTO IIb) Angioplasty Substudy Investigators (1997) A clinical trial comparing promary coronary angioplasty with tissue plasminogen activator for acute myocardial infarction. N Engl J Med 336:1621–1628

40. Gold HK, Coller BS, Yasuda T et al. (1988) Rapid and sustained coronary artery recanalization with combined bolus injection of recombinant tissue-type plasminogen activator and monoclonal antiplatelet GP IIb/IIIa antibody in a canine preparation. Circulation 77:670–677

41. Gore JM, Sloan M, Price TR et al., and the TIMI Investigators (1991) Intracerebral hemorrhage, cerebral infarction, and subdural hematoma after acute myocardial infarction and thrombolytic therapy in the thrombolysis in myocardial infarction study: thrombolysis in myocardial infarction, phase II, pilot and clinical trial. Circulation 83:448–459

42. GREAT Group (1992) Feasibility, safety, and efficacy of domiciliary thrombolysis by general practioners: grampian region early anistreplase trial. BMJ 305:548–553

43. Grines C, deMaria AN (1990) Optimal utilisation of thrombolytic therapy acute myocardial infarction: concepts and controversies. J Am Coll Cardiol 16:223–231

44. Grines CL, Nissan SE, Booth DC et al., and the KAMIT study group (1991) A prospective, randomized trial comparing combination half-dose tissue-type plasminogen activator and streptokinase with full-dose tissue-type plasminogen activator. Circulation 84:540–549

45. Grines C, Browne KF, Marco J et al. (1993) A comparison of immediate angioplasty with thrombolytic therapy for acute myocardial infarction. N Engl J Med 328:673–679

46. Gruppo Italiano per lo Studio della streptochinasi nell'infarto miocardico (GISSI) (1986) Effectiveness of intravenous thrombolytic treatment in acute myocardial infarction. Lancet Feb 22:397–402

47. Gruppo Italiano per lo studio della streptochinasi nell'infarto miocardico (GISSI) (1987) Long-term effects of intravenous thrombolysis in acute myocardial infarction: final report of the GISSI study. Lancet Okt 17:871–874

48. Gruppo Italiano per lo Studio della Sopravivenza nell'infarto Miocardico (GISSI-2) (1990) A factorial randomized trial of alteplase versus streptokinase and heparin versus no heparin among 12490 patients with acute myocardial infarction. Lancet 336:65–71

49. GUSTO-IIa investigators (1994) Randomized trial of intravenous heparin versus recombinant hirudin for acute coronary symptoms. Circulation 90:1631–1637

50. GUSTO-IIb investigators (1996) A comparison of recombinant hirudin with heparin for the treatment of acute coronary syndromes. N Engl J Med 335:775–782

51. GUSTO-III (1997) A comparison of reteplase with alteplase for acute myocardial infarction. N Engl J Med 337:1118–1123

52. GUSTO-III (1997) A comparison of reteplase with alteplase for acute myocardial infarction. N Engl J Med 337:1118–1123

53. GUSTO Angiographic Investigators (1993) The effects of tissue plasminogen activator, streptokinase, or both on coronary artery patency, ventricular function, and survival after acute myocardial infarction. N Engl J Med 329:1615–1622

54. GUSTO Angiographic Investigators (1993) The effects of tissue plasminogen activator, streptokinase, or both on coronary artery patency, ventricular function, and survival after acute myocardial infarction. N Engl J Med 329:1615–1622
55. GUSTO Investigators (1993) An international randomized trial comparing four thrombolytic strategies for acute myocardial infarction. N Engl J Med 1993; 329:673–682
56. Hamm CW, Ravkilde J, Gerhardt W (1992) The prognostic value of serum troponin T in unstable angina. N Engl J Med 327:146–150
57. Hirsh J, Fuster V (1994) Guide to anticoagulant therapy: part 1: Heparin. Circulation 89:1449–1468
58. Hsia J, Hamilton WP, Kleinman N, Roberts R, Chaitman BR, Ross AM, for the HART-Investigators (1990) A comparison between heparin and low-dose aspirin as adjunctive therapy with tissue plasminogen activator for acute myocardial infarction. N Engl J Med 323:1433–1437
59. International Joint Efficacy Comparison of Thromboltics (1995) Randomized, double-blind comparison of reteplase double-bolus administration with streptokinase in acute myocardial infarction (INJECT): trial to investigate equivalence, Lancet 346:329–336
60. ISIS-1 First International Study of Infarct Survival Collaborative Group (1986) Randomized trial of intravenous atenolol among 16 027 cases of acute myocardial infarction: ISIS I. Lancet 2:57–66
61. ISIS-2 Collaborative Group (1988) Randomized trial of intravenous streptokinase, oral aspirin, both or neither among 17 189 cases of suspected acute myocardial infarction: ISIS-2. Lancet Aug 13:349–360
62. ISIS-2 Collaborative Group (1988) Randomized trial of intravenous streptokinase, oral aspirin, both or neither among 17 189 cases of suspected acute myocardial infarction: ISIS-2. Lancet 2:349–360
63. Kennedy JW, Gensini GG, Timmis GC, Maynard C (1985) Acute myocardial infarction treated with intracoronary streptokinase: a report for the society of cardiac angiography. Am J Cardiol 55:871–879
64. Kim CB, Braunwald E (1993) Potential benefits of late reperfusion of infarcted myocardium. Circulation 88:2426–2436
65. Kleimann NS, Ohman EM, Califf RM (1993) Profound inhibition of platelet aggregation with monoclonal antibody c7E3 Fab after thrombolytic therapy: results of the thrombolysis and angioplasty in myocardial infarction (TAMI) 8 pilot study. J Am Coll Cardiol 22:381–389
66. Lange RA, Hillis LD (1993) Immediate angioplasty for acute myocardial infarction. N Engl J Med 1993; 328:726–728
67. LATE Study Group (1993) Late assessment of thrombolytic efficacy (LATE) study with alteplase 6–24 h after onset of acute myocardial infarction: Lancet 342:759–766
68. Lee L (1995) Initial experience with hirudin and streptokinase in acute myocardial infarction: results of TIMI-6 trial. J Am Coll Cardiol 75:7–13
69. Lee L, Bates ER, Pitt B, Walton JA, Laufer N, O'Neill WO (1988) Percutaneous transluminal coronary angioplasty improves survival in acute myocardial infarction complicated by cardiogenic shock. Circulation 78:1345–1352
70. Loscalzo J, Wharton TP, Kirshenbaum JM et al., and the Prourokinase for myocardial infarction study group (1989) Clot-selective coronary thrombolysis with prourokinase. Circulation 79:776–782
71. Maggioni AP, Franzosi MG, Santoro E et al., and GISSI-2 and the International Study Group (1992) The risk of stroke in patients with acute myocardial infarction after thrombolytic and antithrombotic treatment. N Engl J Med 327:1–5
72. Muller DW, Topo EJ (1990) Selection of patients with acute myocardial infarction for thrombolytic therapy. Ann Intern Med 113:949–960
73. Neri Serneri GG, Rovelli F, Gensini GF, Pirelli S, Carnovali M, Fortini A (1987) Effectiveness of low-dose heparin in prevention of myocardial reinfarction. Lancet:937–942
74. Nesvold A, Kontny F, Ablidgaard U, Dale J (1991) Safety of high doses of low molecular weight heparin (FRAGMIN) in acute myocardial infarction. A dose finding study. Thromb Res 64:579–587

75. Neuhaus KL, Feurer W, Jeep-Tebbe S, Niederer W, Vogt A, Tebbe U (1989) Improved thrombolysis with a modified dose regimen of recombinant tissue-type plasminogen activator. J Am Coll Cardiol 14:1566–1569
76. Neuhaus KL, von Essen R, Tebbe U et al. (1992) Improved thrombolysis in acute myocardial infarction with front-loaded administration of alteplase: results of the rt-PA-APSAC patency study (TAPS). J Am Coll Cardiol 19:885–891
77. Heuhaus K, Niederer W, Wagner J et al. (1993) HIT (Hirudin for Improvement of Thrombolysis) results of a dose escalation study. Circulation 88:292 A
78. Neuhaus K, van Essen R, Tebbe U et al. (1994) Safety observations from the pilot phase of the randomised r-hirudin for improvement of thrombolysis (HIT-III) study. Circulation 90:1638–1642
79. O'Connor CM, Califf RM, Massey EW et al. (1990) Stroke and acute myocardial infarction in the thrombolytic era: clinical correlates and long term prognosis. J Am Coll Cardiol 16:533–540
80. O'Connor CM, Meese R, Carney R et al., for the DUCCS Group (1994) A randomised trial of intravenous heparin in conjunction with anistreplase in acute myocardial infarction: the Duke university clinical cardiology study (DUCCS). J Am Coll Cardiol 23:11–18
81. Ohman EM, Califf RM, Topol EJ et al., and the TAMI study group (1990) Consequences of reocclusion after successful reperfusion therapy in acute myocardial infarction. Circulation 82:781–791
82. Ohman EM, Kleiman NS, Gacioch G et al. (1997) Combined accelerated tissue-plasminogen activator and platelet GP IIb/IIIa integrin receptor blockade with integrilin in acute myocardial infarction. Results of a rendomized, placebo-controlled, dose-ranging trial. IMPACT-AMI investigators. Circulation 95:846–854
83. O'Neill WW (1992) Angioplasty therapy of cardiogenic shock: are randomized trials necessary? J Am Coll Cardiol 19:915–917
84. Paoni NF, Keyt BA, Refino CJ et al. (1993) A slow clearing, fibrin-specific, PAI-1 resistent variant of t-PA. Thromb Haemost 70:307–312
85. PRIMI Study Group (1989) Randomized double-blind trial of recombinant prourokinase against streptokinase in acute myocardial infarction. Lancet 1:863–867
86. Purvis JA, McNeill AJ, Siddequi RA (1994) Efficacy of 100 mg of double-bolus alteplase in achieving complete perfusion in the treatment of acute myocardial infarction. J Am Coll Cardiol 23:6–10
87. Randomized placebo-controlled trial of effect of eptifibatide in complications of percutanous coronary intervention: IMPACT-II (1997) Integrilin to minimise platelet aggregation and coronary thrombosis II. Lancet 349:1422–1428
88. RAPT investigators (1994) Randomised trial of ridogrel, a combined thromboxan A 2 sythase inhibitor and thromboxan A 2/prostaglandin endoperoxid receptor antagonist, versus aspirin as adjunct to thrombolysis in patients with acute myocardial infarction. The ridogrel versus aspirin trial (RAPT). Circulation 89:588–595
89. Ribeiro E, Silva L, Carneiro R et al. (1993) Randomised trial of direct coronary angioplasty versus intravenous streptokinase in acute myocardial infarction. J Am Coll Cardiol 22:376–380
90. Roux S, Christeller S, Ludin E (1992) Effects of aspirin on coronary reocclusion and recurrent ischemia after thrombolysis: a meta-analysis. J Am Coll Cardiol 19:671–677
91. Runge MS, Bode C, Matsueda GR, Haber E (1987) Antibody-enhanced thrombolysis: targeting of tissue plasminogen activator in vivo. Proc Natl Acad Sci USA 84:7659–7662
92. Runge MS, Bode C, Matsueda GR, Haber E (1988) Conjunction to an antifibrin monoclonal antibody enhances the fibrinolytic potency of tissue plasminogen activator in vitro. Biochemistry 27:1153–1157
93. Runge MS, Quertermous T, Zavodny PJ et al. (1990) A recombinant chimeric plasminogen activator with high affinity for fibrin has increased thrombolytic potency in vitro and in vivo. Proc Natl Acad Sci USA 88:10337–10341
94. Rustige J, Burczyk U, Werner A, Senges J (1990) Akuter Herzinfarkt. Verkürzung der Prähospitalphase durch Massenaufklärung möglich. Dtsch Ärztebl 18:1450–1454

95. SCATI (Studio sulla Calciparina nell'Angine e nélla trombosi ventricolare nell'infarcto) Group (1989) Randomised controlled trial of subcutaneous calcium-heparin in acute myocardial infarction. Lancet 2:182–186

96. Schofer J, Büttner J, Geng G et al. (1990) Prehospital thrombolysis in acute myocardial infarction. Am J Cardiol 66:1429–1433

97. Simoons WW, Armstrong PW (1993) Thrombolytic therapy in acute myocardial infarction. Curr Opin Cardiol 8:604–612

98. Smalling RW, Bode C, Kalbfleisch J et al., and the RAPID Investigators (1995) More rapid, complete, and stable coronary thrombosis with bolus administration of reteplase compared with alteplase infusion in acute myocardial infarction. Circulation 91:2725–2732

99. TIMI Study Group (1985) The thrombolysis in myocardial infarction (TIMI) trial. Phase I results. N Engl J Med 312:932–936

100. Topol EJ, George BS, Kereiakes DJ and the TAMI Study Group (1989) A randomized controlled trial of intravenous tissue plasminogen activator and intravenous heparin in acute myocardial infarction. Circulation 79:281–286

101. Vanderschueren S, Barrios L, Kerdsinachai P et al., for the STAR trial group (1995) A reandomized trial of recombinant staphylokinase versus alteplase for coronary artery patency in acute myocardial infarction. Circulation 92:2044–2049

102. Vermylen J, Deckmyn H (1992) Thromboxane synthase inhibitors and receptor antagonists. Cardiovasc Drugs Ther 6:29–33

103. Verstraete M, Bernard R, Bory M (1985) Randomized trial of intravenous recombinant tissue-type plasminogen activator versus intravenous streptokinase in acute myocardial infarction: Report from the European cooperative Study Group for recombinant tissue-type plasminogen activator. Lancet 1:842–847

104. Wilcox RG, von der Lippe G, Olsson CG, Jenssen G, Skene AM, Hampton JR (1988) Trial of tissue plasminogen activator (rt-PA) for mortality reduction in acute myocardial infarction: the Anglo-Scandinavian Study of Early Thrombolysis (ASSET). Lancet 2:525–530

105. Wilcox RG, von der Lippe G, Olsson CG, Jenssen G, Skene AM, Hampton JR (1988) Trial of tissue plasminogen activator (rt-PA) for mortality reduction in acute myocardial infarction: the Anglo-Scandinavian Study of Early Thrombolysis (ASSET). Lancet 2:525–530

106. Yusuf S, Sleight P, Held P, MacMahon S (1990) Routine medical management of acute myocardial infarction. Lessons from overviews of recent randomized controlled trials. Circulation 82 [Suppl II]:117–134

107. Zijlstra F, de Boer MJ, Hoorntje JC, Reiffers S, Reiber J, Suryapranata H (1993) A comparison of immediate coronary angioplasty versus intravenous streptokinase in acute myocardial infarction. N Engl J Med 328:680–684

KAPITEL 3

Therapeutische Inhibition von Thrombozyten

K. PETER und C. BODE

Ischämische kardiovaskuläre Erkrankungen stellen die häufigste Todesursache in industrialisierten Ländern dar. Thrombozyten spielen dabei, insbesondere im Rahmen akuter ischämischer Komplikationen, eine zentrale Rolle. Die Arteriosklerose beginnt oft bereits im 2. Lebensjahrzehnt. Auf der Grundlage der allmählich fortschreitenden arteriosklerotischen Veränderungen kommt es zur Fissur arteriosklerotischer Plaques mit der Exposition einer thrombogenen Oberfläche. Dies führt zur Adhäsion und Aggregation von Thrombozyten und dadurch beispielsweise zu akuten ischämischen Koronarsyndromen wie Myokardinfarkt oder instabiler Angina pectoris. Thrombozyten spielen zudem bei therapeutischen Interventionen, wie beispielsweise der Angioplastie, eine wichtige Rolle. Die therapeutische Aufweitung von Koronarstenosen führt zum Aufbrechen arteriosklerotischer Plaques und dadurch zur Exposition einer thrombogenen Oberfläche. Die resultierende Thrombozytenadhäsion und -aggregation ist dabei sowohl für den akuten Gefäßverschluß als auch für die leider oft entstehende Restenose entscheidend.

Die nachfolgende Übersicht beschreibt 3 unterschiedliche Ansätze zur therapeutischen Thrombozyteninhibition, wobei Angriffspunkt und Ausmaß in Abb. 1 schematisch dargestellt sind: 1) Inhibition der Cyclooxygenase durch Aspirin, 2) Inhibition der Thrombozytenaktivierung durch Ticlopidin/Clopidogrel, 3) Inhibition des Thrombozytenfibrinogenrezeptors GP IIb/IIIa.

Acetylsalicylsäure

Acetylsalicylsäure (ASS) bewirkt eine irreversible Acetylierung der Aminosäure Serin der Cyclooxygenase und dadurch deren Hemmung (Patrono 1994; Roth 1994; s. Abb. 2). Da Thrombozyten nicht in der Lage sind, Proteine nachzubilden, kommt es dadurch zur Blockade der Cyclooxygenase über den durchschnittlichen Lebenszeitraum der Thrombozyten von ca. 8–10 Tagen. Im Gegensatz dazu können beispielsweise Endothelzellen die Cyclooxygenase nachbilden und somit den ASS-Effekt rückgängig machen. Die Hemmung der Cyclooxygenase bedingt eine Hemmung der Prostaglandinsynthese, insbesondere der Bildung des Thromboxans A_2. ASS hemmt dadurch relativ spezifisch den Thromboxan-A_2-abhängigen Weg der Thrombozytenstimulation, läßt aber andere Wege der intrathrombozytären Signaltransduktion, die zur Akti-

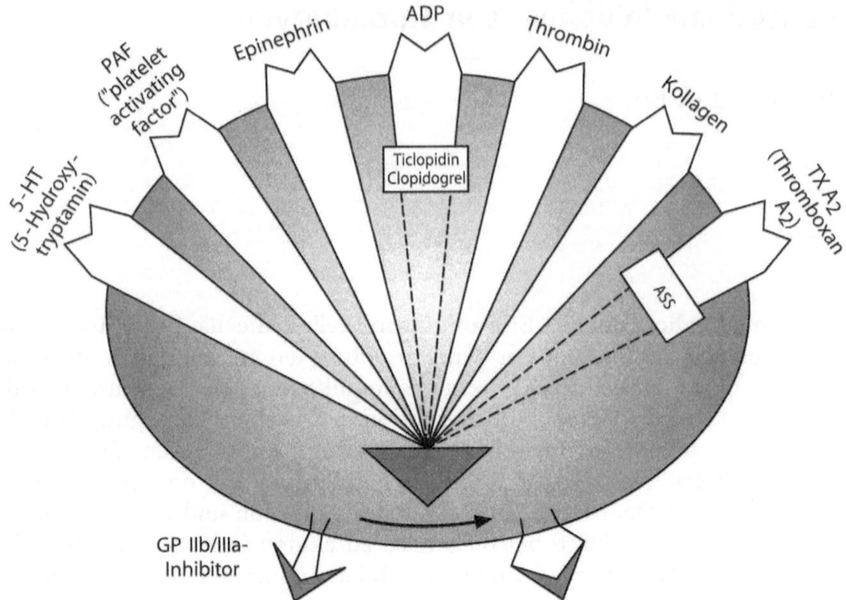

Abb. 1. Stimulationswege im Thrombozyten und deren Inhibition durch ASS, Ticlopidin/Clopidogrel und GP IIb/IIIa-Inhibitoren

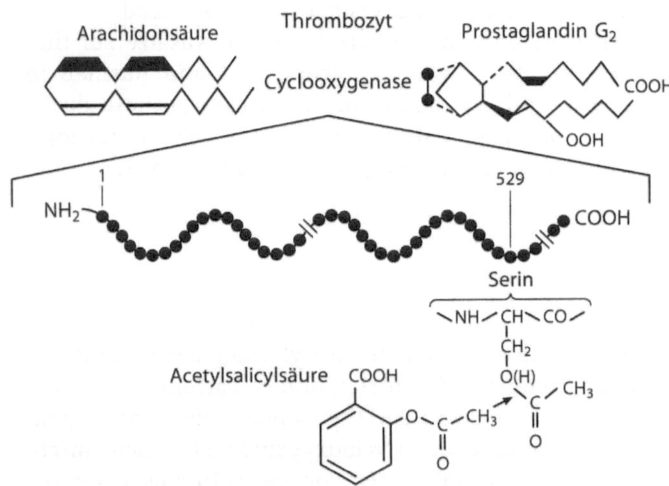

Abb. 2. Wirkmechanismus von ASS

Abb. 3. Struktur von Ticlopidin bzw. Clopidogrel

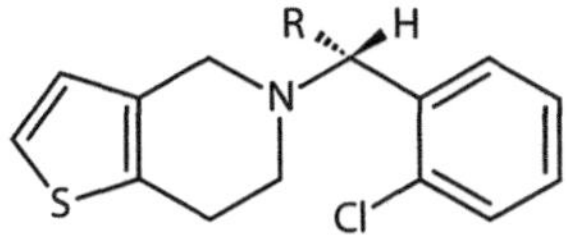

R = H: Ticlopidin
R = CO_2CH_3: Clopidogrel

vierung des GP IIb/IIIa-Rezeptors führen, unbeeinflußt (s. Abb. 2). Es liegt dadurch also nur eine partielle Inhibition der Thrombozytenfunktion vor.

Zur klinischen Wirksamkeit von ASS liegt eine Reihe von Studienergebnissen mit großer Fallzahl vor. In einer großen Metaanalyse ergab sich dabei eine 15%ige Reduktion der vaskulär bedingten Mortalität sowie eine 30%ige Reduktion an nicht tödlich verlaufenden Herz- und Hirninfarkten. Mehrere Studien bei der instabilen Angina pectoris zeigten entweder durch Aspirin allein oder in Kombination mit Heparin eine 50- bis 70%ige Reduktion der Wahrscheinlichkeit, einen Myokardinfarkt zu erleiden. Die Behandlung von Patienten mit Myokardinfarkt, unabhängig davon, ob eine Lyse durchgeführt wird, ergibt eine um 25% geringere Mortalität bei Beginn der Therapie innerhalb von 4 h nach Schmerzbeginn und eine um 21% bei Therapiebeginn bis 24 h nach Schmerzbeginn.

Ticlopidin/Clopidogrel

Ticlopidin und Clopidogrel sind der chemischen Familie der Thienopyridine zugeordnet (s. Abb. 3). Beide Substanzen inhibieren die ADP-abhängige Stimulation der Thrombozyten und somit die ADP-induzierte Plättchenaggregation. Die durch andere Stimuli induzierte Plättchenaggregation wird nicht beeinflußt. Ob eine direkte Bindung an den ADP-Rezeptor und damit dessen Blockade durch Ticlopidin und Clopidogrel erreicht wird, ist noch umstritten. Ticlopidin führt in seltenen Fällen zur Neutropenie, während bei Clopidogrel über keine Häufung an Neutropenie berichtet wurde. Aufgrund der unten aufgeführten CAPRIE-Studie sowie anderer Studien kann vermutlich Ticlopidin und Clopidogrel eine im Vergleich zu ASS gleichwertige oder geringgradig bessere Protektion vaskulärer Komplikationen bieten.

CAPRIE-Studie (CAPRIE 1996): 19 185 Patienten wurden randomisiert entweder mit 75 mg Clopidogrel oder 325 mg ASS behandelt. Patienten, die mit Clopidogrel behandelt wurden, zeigten ein jährliches Risiko von 5,32%, einen Apoplex, Herzinfarkt und einen sonstigen vaskulär bedingten Tod zu erleiden. Bei ASS zeigte sich ein jährliches Risiko von 5,83%. Es ergab sich somit eine relative Risikoreduktion um 8,7% zu Gunsten des Clopidogrels.

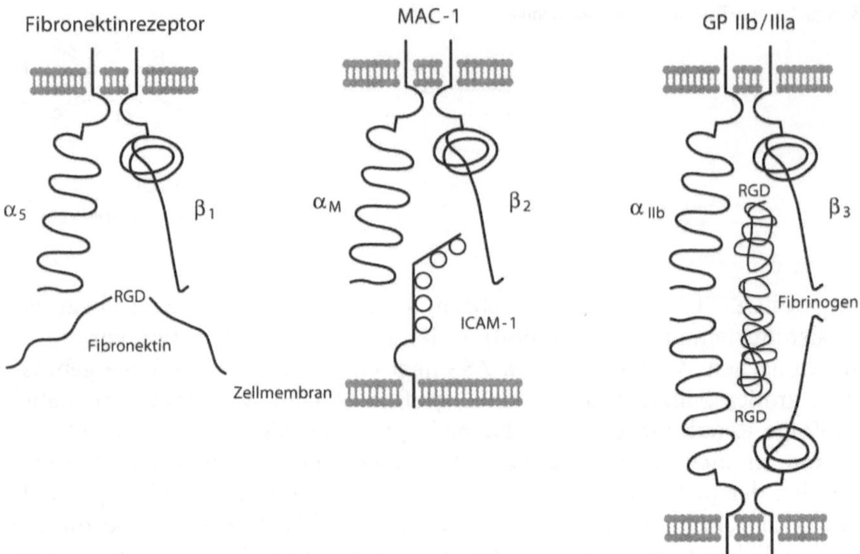

Abb. 4. Struktur typischer Beispiele der Adhäsionsmolekülfamilie der Integrine

GP IIb/IIIa-Inhibitoren

Die Aktivierung des GP IIb/IIIa-Rezeptors stellt den gemeinsamen Endpunkt unterschiedlichster Thrombozytenstimulanzien dar (s. Abb. 1). Durch die Aktivierung erfährt der GP IIb/IIIa-Rezeptor eine Konformationsveränderung, die eine hochaffine Bindung des Plasmaproteins Fibrinogen erlaubt. Da Fibrinogen 2 Bindungsstellen für GP IIb/IIIa besitzt, führt dessen Bindung zur Vernetzung zweier Thrombozyten und dadurch zur Thrombozytenaggregation. Die therapeutische Hemmung des GP IIb/IIIa-Rezeptors ermöglicht somit eine effektive Hemmung der Thrombozytenaggregation sowie -adhäsion (Frishman 1995; Lefkovits 1995; Coller 1995, 1997).

Das Glykoprotein (GP) IIb/IIIa gehört zu einer großen Familie von Adhäsionsmolekülen, der Integrine (s. Abb. 4). Integrine sind heterodimere Moleküle (inzwischen sind über 20 bekannt), die aus jeweils einer α- und einer β-Untereinheit bestehen, die nichtkovalent miteinander assoziiert sind (Hynes 1992; Calvette 1993). GP IIb/IIIa ist ein typischer Vertreter der Integrine und wird in der Integrinnomenklatur als $\alpha_{IIb}\beta_3$ bezeichnet. Weitere Vertreter sind der Leukozytenrezeptor Mac-1 ($\alpha_M\beta_2$, CD 11 b/18) sowie der Fibronektinrezeptor $\alpha_5\beta_1$. Ersterer besitzt eine Vielzahl von Funktionen, darunter die Vermittlung der Leukozytenadhäsion auf dem Endothel, Bindung des Koagulationsfaktors X, Bindung von Fibrinogen, und er ist schließlich auch durch die Bindung des Komplementfaktors iC 3 b an der Opsonierung von Bakterien beteiligt. Letzterer vermittelt die Verankerung vieler Zellen in der extrazellulären Matrix und ist letztendlich am Aufbau derselben maßgeblich beteiligt (Hynes 1992).

Die funktionelle Regulation von GP IIb/IIIa wie auch anderer Integrine findet über 3 Mechanismen statt: 1) Veränderung der Zahl der auf der Zellmembran exprimierten Rezeptoren. Im Rahmen der Thrombozytenaktivierung erhöht sich die Zahl der GP IIb/IIIa-Moleküle von 60 000 auf 80 000 pro Thrombozyt (Lefkovits 1995; Wagner 1996). 2) Affinitätserhöhung für die Liganden. GP IIb/IIIa bindet lösliches Fibrinogen nur nach Stimulation des Thrombozyten (Marguerie 1979; Bennet 1979; O'Toole 1994). 3) Veränderungen in der Zytoskelettverankerung der Integrine. GP IIb/IIIa interagiert nach Thrombozytenaktivierung mit dem Aktinzytoskelett (Ylänne 1993; Peter 1995). Der funktionell wichtigste Mechanismus ist dabei die Affinitätsveränderung des Rezeptors.

Zur Blockade der extrazellulären Seite des GP IIb/IIIa-Rezeptors wurde eine Vielzahl von Substanzen entwickelt. Eine dieser Substanzen (ReoPro) ist seit 1994 in USA und seit 1996 in Deutschland als Arzneimittel zugelassen. Eine baldige Einführung verschiedener weiterer Arzneimittel unter dem Oberbegriff GP IIb/IIIa-Inhibitoren in die Klinik zeichnet sich bereits ab. Drei unterschiedliche molekulare Substanzgruppen kommen zur Anwendung (Lefkovits 1995; Topol 1996):

1. Blockierende Antikörper, die gegen GP IIb/IIIa gerichtet sind. Das bereits als Arzneimittel zugelassene humanisierte Antikörperfragment c7E3 (abciximab, ReoPro) ist aus dieser Gruppe die einzige Substanz, die bis zur klinischen Anwendung weiter entwickelt wurde.
2. Sogenannte Disintegrine, kleine Proteine (typischerweise zwischen 50 und 100 Aminosäuren), die ursprünglich aus Schlangengiften isoliert wurden. Aufgrund der hohen Antigenität und der kurzen Überlebensdauer im Blut wurden diese Substanzen für eine klinische Anwendung nicht weiter entwickelt. Die Aminosäurensequenzen der Bindungsstellen an GP IIb/IIIa dienten aber als Grundlage zur Herstellung von Peptidderivaten und Analoga. Ein typisches Beispiel dafür ist die Aminosäurensequenz KGD (Lysin-Glycin-Asparaginsäure), die in Disintegrinen vorhanden und relativ spezifisch für GP IIb/IIIa ist. Basierend auf dieser Sequenz wurde beispielsweise das Pharmakon Integrelin als zyklisches Peptid entwickelt.
3. Sogenannte RGD-Analoga (Plow 1995, Pytella 1986). Es handelt sich hierbei um chemisch hergestellte Substanzen, die der Struktur des RGD-Peptids nachgebildet wurden. RGD steht für die Aminosäurensequenz Arginin-Glycin-Asparaginsäure, die als Teil des Fibrinogenmoleküls unter anderem für dessen Bindung an den GP IIb/IIIa-Rezeptor verantwortlich ist. Ein großer Vorteil dieser Substanzgruppe besteht in der Möglichkeit einer oralen Applikation. Pharmaka aus dieser Substanzgruppe, die sich bereits im klinischen Einsatz befinden, sind Tirofiban und Lamifiban (s. Abb. 5).

Abb. 5. Struktur der GP IIb/IIIa-Inhibitoren Lamifiban und Tirofiban

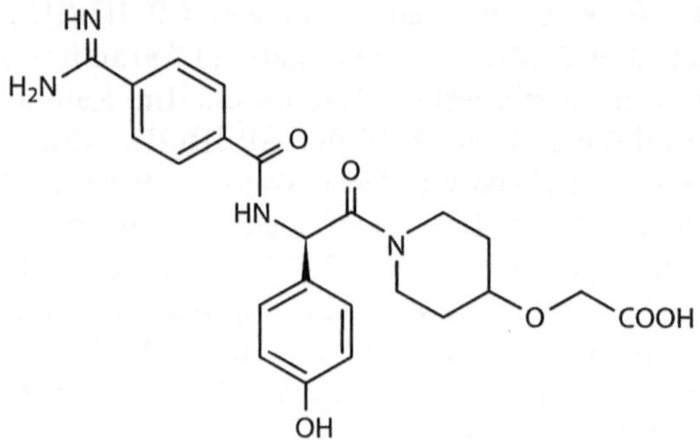

Lamifiban

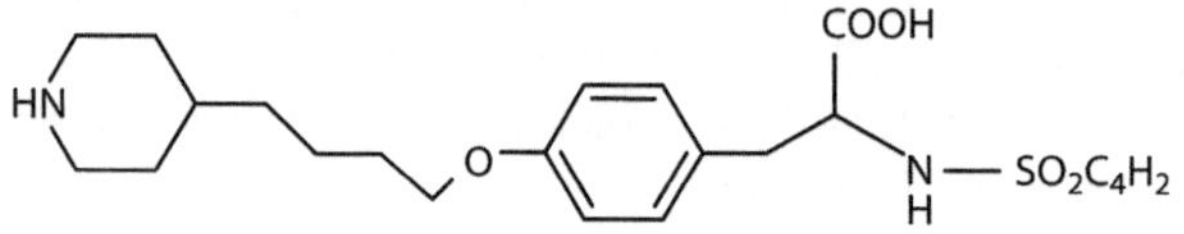

Tirofiban

Beispiele klinischer Studien mit GP-IIb/IIIa-Inhibitoren

Entwicklung von c7E3 (abciximab, ReoPro) (Coller 1985a, b, 1986, 1995, 1997; Knight 1995): Der monoklonale Antikörper 7E3 wurde 1985 von Coller beschrieben. Es wurde durch die Immunisierung von Mäusen mit menschlichen Thrombozyten gewonnen. Unter den vielen von Coller isolierten monklonalen Antikörpern zeigte dieser Antikörper eine Spezifität für den Proteinkomplex GP IIb/IIIa. Zunächst wurde 7E3 als aktivationsspezifisch beschrieben, es zeigte sich später aber, daß nur die On- und Off-Rate von 7E3 zischen dem aktivierten und nichtaktivierten GP IIb/IIIa geringe Unterschiede zeigten. 7E3 blockiert sowohl den aktivierten wie auch den nichtaktivierten GP IIb/IIIa. Dadurch wird nicht nur die Thrombozytenaggregation, sondern auch die Thrombozytenadhäsion gehemmt. Thrombozyten können über den nichtaktivierten GP IIb/IIIa-Rezeptor an immobilisiertes Fibrinogen binden. Um Immunreaktionen, gegen den orginalen Mausantikörper gerichtet, zu vermeiden, wurde bei der Entwicklung des endgültigen Pharmakons c7E3 nur das Fab-Fragment verwendet und in diesem zusätzlich alle konstanten Mausregionen durch humane Sequenzen ersetzt. Diese Strategie erwies sich dann tatsächlich auch als erfolgreich, es wurde bisher nicht berichtet, daß Patienten allergische Reaktionen gegen c7E3 entwickelt hätten. Da die Herstellung des humanisierten Antikörperfragments aufwendig ist und typischerweise Mengen von bis zu 30 mg pro Patient verwendet werden, sind die Behandlungskosten pro Patient hoch. Dies verhindert bisher einen routinemäßigen Einsatz im Rahmen der PTCA.

EPIC-Studie (Evaluation of c7E3 for the Prevention of Ischemic Complications; EPIC 1994; Topol 1994): 2099 Patienten mit Hochrisiko-PTCA wurden randomisiert und doppelt blind in 3 Gruppen eingeteilt: 1) Einmalige Bolusgabe von c7E3, 2) Bolusgabe von c7E3 und Infusion über 12 h, 3) Placebo. Alle Patienten erhielten weiterhin ASS und Heparin. Nach 30 Tagen ergab sich folgender Vergleich hinsichtlich dem Auftreten von Todesfällen, Herzinfarkten und ungeplanter Revaskularisationsmaßnahme (PTCA oder Bypassoperation): Im Vergleich mit der Placebogruppe zeigte sich in der Gruppe mit Bolus und Infusion von c7E3 eine 35%ige Reduktion (12,8% vs. 8,3%) der oben aufgeführten ischämischen Komplikationen. Die Patientengruppe mit alleiniger Bolusbehandlung mit c7E3 zeigte im Vergleich zur Placebogruppe eine Reduktion um 10% (12,8% vs. 10,5%). Auch im Ergebnis nach 6 Monaten ergab sich für die mit Bolus und Infusion von c7E3 behandelten Patienten eine Reduktion der ischämischen Komplikationen um 26% (35% vs. 27%). Die Patientengruppe mit alleiniger Bolusgabe von c7E3 zeigte allerdings im Vergleich zur Placebogruppe keine Vorteile mehr. Als Schlußfolgerung konnte aufgrund dieser Ergebnisse bei Hochrisiko-PTCA eine begleitende Medikation mit c7E3 empfohlen werden.

CAPTURE-Studie (CAPTURE 1997): 1265 Patienten mit therapiefraktärer Angina pectoris wurden nach erfolgter Koronarangiographie randomisiert und entweder mit c7E3 oder Placebo behandelt. c7E3 wurde zunächst als Bolus appliziert und dann für 18–24 h bis 1 h nach erfolgter PTCA als Dauerinfusion gegeben. Nach 30 Tagen ergab sich im Vergleich der primären Endpunkte (Tod, Herzinfarkt, dringliche Interventionen wie PTCA, koronare Bypassoperationen, Stentimplantation) folgendes Ergebnis: c7E3 11,3% vs. Placebo 15,9%. Insbesondere die Häufigkeit an Herzinfarkten vor und während der durchgeführten PTCA war unter c7E3 geringer (0,6% vs. 2,1%). Im 6-Monats-Vergleich zeigte sich allerdings in der Häufigkeit an Todesfällen, Herzinfarkt und erneut notwendiger Koronarintervention kein Unterschied zwischen c7E3 und Placebo. Das letztere ist überraschend, da genau ein solcher Unterschied in der EPIC-Studie festgestellt worden war. Als mögliche Ursache kommt die unterschiedliche Dauer der c7E3-Infusion nach PTCA in Frage (CAPTURE-Studie 1 h, EPIC-Studie 12 h).

EPILOG-Studie (Evaluation in PTCA to Improve Long-Term Outcome with Abciximab GP IIb/IIIa Blockade, 1997): 2792 Patienten, bei denen eine dringliche oder elektive PTCA vorgesehen war, wurden prospektiv, doppeltblind und randomisiert 3 Behandlungsgruppen zugeteilt. 1) Standarddosierung ReoPro mit gewichtsadaptierter Heparingabe (initialer Bolus 100 U pro kg Körpergewicht), 2) Standarddosierung ReoPro mit gewichtsadaptierter, niedrig dosierter Heparingabe (initialer Bolus 70 U pro kg Körpergewicht), 3) Placebo mit gewichtsadaptierter Heparingabe (initialer Bolus 100 U pro kg Körpergewicht). Nach 30 Tagen ergab sich im Vergleich der primären Endpunkte (Tod, Herzinfarkt, dringliche Interventionen wie PTCA, koronare Bypassoperation, Stentimplantation) folgendes Ergebnis: Gruppe 1: 5,4%, Gruppe 2: 5,2% und Gruppe 3: 11,7%. Im Vergleich der Patientengruppe 2 und 3 ergibt sich somit eine Reduktion der ischämischen Komplikationen von 56%

durch ReoPro. Unter niedrig dosierter, gewichtsadaptierter Gabe von Heparin und ReoPro ergab sich kein erhöhtes Blutungsrisiko. In dieser Studie wurde die arterielle Schleuse nach 4–6 h, also noch unter ReoPro-Infusion, gezogen. In der EPIC-Studie blieb die arterielle Schleuse über den Zeitraum der Reo-Pro-Infusion hinaus in der A. femoralis liegen. Somit können 2 Faktoren für die im Vergleich mit Placebo und ReoPro nicht erhöhte Blutungskomplikation verantwortlich gemacht werden. Interessanterweise war die Restenoserate unter ReoPro nach 6 Monaten nicht niedriger als unter Placebo.

IMPACT-II-Studie (**I**ntegrelin to **M**inimize **P**latelet **A**ggregation and **P**revent **C**oronary **T**hrombosis; Tscheng 1995): 4010 Patienten wurden im Rahmen einer elektiven perkutanen Koronarintervention randomisiert 3 Behandlungsgruppen zugeordnet: Integrelinbolus und niedrig dosierte Infusion über 24 h, Integrelinbolus und hochdosierte Infusion über 24 h, Placebo. Der Vergleich der primären Endpunkte (Tod, Herzinfarkt, dringliche Interventionen wie PTCA, koronare Bypassoperation, Stentimplantation) nach 30 Tagen ergab dabei ein enttäuschendes Bild mit statistisch nichtsignifikanten Unterschieden: 9,2% (niedrige Infusionsdosis) vs. 9,9% (hohe Infusionsdosis) vs. 11,4% (Placebo). In einer Substudie wurde bei 818 Patienten eine Koronarangiographie nach 6 Monaten durchgeführt. Hierbei zeigte sich sogar ein Trend zu einer erhöhten Restenoserate unter Integrelin.

The Canadian Lamifiban Study (Théroux 1995): 365 Patienten mit instabiler Angina pectoris wurden randomisiert zu 4 unterschiedlichen Infusionsraten Lamifiban- oder Placeboinfusion. Der Vergleich der primären Endpunkte (Tod, Herzinfarkt, dringliche Koronarinterventionen) nach 30 Tagen ergab für alle Lamifibaninfusionsraten zusammen genommen eine Reduktion von 8,1% auf 3,3%.

Blutungskomplikationen unter der Therapie mit GP IIb/IIIa-Inhibitoren: Die effektive Inhibition der Thrombozytenaggregation durch GP IIb/IIIa-Inhibitoren läßt primär ein stark erhöhtes Blutungsrisiko vermuten. Patienten mit genetischen Defekten des GP IIb/IIIa (Glanzmann-Thrombasthenie) zeigen ein variables Risiko von Haut- bzw. Schleimhautblutungen, aber erleiden selten eine Hirnblutung. Am Beispiel dieser Patienten erscheint somit durchaus eine chronische Inhibition des GP IIb/IIIa möglich, ohne dadurch massive Blutungskomplikationen in Kauf nehmen zu müssen. Die bisher durchgeführten Studien unterstützen diese Annahme. Es ist bisher kein erhöhtes Risiko zerebraler Blutungen beschrieben worden. Im Bereich der vaskulären Zugangsstelle ergab sich allerdings ein erhöhtes Blutungsrisiko. Blutungskomplikationen, die zu einem Abfall des Hämoglobins um 5 g% oder mehr führten, wurden in der EPIC-Studie bei 3,8% in der Placebogruppe, bei 8,6% in der Patientengruppe mit c7E3-Bolus und bei 10,6% der Patienten mit c7E3-Bolus und Infusion gefunden. Es zeigte sich allerdings gleichzeitig, daß dieses Blutungsrisiko bei Reduktion der begleitenden Heparindosierung und frühzeitiger Entfernung der arteriellen Schleuse deutlich gesenkt werden kann. In der CAPTURE-Studie ergab sich mit diesen Maßnahmen eine Reduktion der schweren Blutungskomplikationen auf 3,8%. In der EPILOG-Studie konnte das Blutungsrisiko durch frühzeitiges Entfernen der arteriellen

Schleuse sowie durch die Gabe von niedrig dosiertem, gewichtsadaptiertem Heparin auf das Niveau der Placebogabe reduziert werden.

Offene Fragen zur Therapie mit GP-IIb/IIIa-Inhibitoren

Die bisher entwickelten GP IIb/IIIa-Inhibitoren haben unterschiedliche Affinitäten in ihrer Bindung zu GP IIb/IIIa (Gold 1990). Dadurch unterscheidet sich die Halbwertszeit der Fibrinogenbindungsblockade zwischen 2 und 3 Tagen bei c7E3 und wenigen Stunden bei RGD-Analoga. Welche Auswirkungen dies auf den Einsatz dieser Pharmaka beim Patienten hat, muß noch geklärt werden. Weiterhin ist die Frage zu beantworten, wie lange nach PTCA oder Auftreten eines akuten ischämischen Koronarsyndroms die Infusion mit GP IIb/IIIa-Inhibitoren fortgeführt werden soll. Die Unterschiede in den 6-Monats-Ergebnissen zwischen der EPIC-Studie (Infusionsende 12 h nach PTCA) und der CAPTURE-Studie (Infusionsende 1 h nach PTCA) lassen eine längere Infusionsdauer als günstig erscheinen.

Eine weitere, bisher noch nicht geklärte Frage ist die Bedeutung der Spezifität des GP IIb/IIIa-Inhibitors. c7E3 bindet und blockiert nicht nur das Integrin GP IIb/IIIa ($\alpha_{IIb}\beta_3$), sondern auch die Integrine $\alpha_v\beta_3$ (bekannt als Vitronectinrezeptor) und Mac-1 ($\alpha_M\beta_2$, CD11b/CD18) (Coller 1997; Peter 1997). Beide Adhäsionsmoleküle besitzen neben anderen Fibrinogen als gemeinsame Liganden. Da c7E3 vermutlich direkt an oder zumindest in unmittelbarer Nähe der Fibrinogenbindungsstelle bindet, ist eine solche „Kreuzreaktion" erklärbar. Ein Großteil der RGD-Analoga sind hingegen relativ spezifisch für den GP IIb/IIIa-Rezeptor. In der Entwicklung vieler RGD-Analoga wurden sogar bewußt Substanzen bevorzugt, die für den GP IIb/IIIa-Rezeptor spezifisch sind. Bei den bisherigen Studien ist der positive Effekt von c7E3 im Vergleich zu GP IIb/IIIa-spezifischen Inhibitoren insbesondere bei der Restenoserate nach 6 Monaten deutlich stärker ausgeprägt. Somit bedarf die Frage nach der erwünschten oder unerwünschten Spezifität der GP IIb/IIIa-Inhibitoren einer dringlichen Klärung.

Die initial durch die Ergebnisse der EPIC-Studie erhoffte drastische Reduktion der Restenoserate nach PTCA durch GP IIb/IIIa-Inhibitoren konnte in den nachfolgenden Studien (CAPTURE, EPILOG, IMPACT II) nicht bestätigt werden. Aufgrund der bisherigen Studienergebnisse kann somit von einer deutlichen Senkung der ischämischen Komplikationen durch die pharmakologische Inhibition des GP IIb/IIIa-Integrins ausgegangen werden. Die Mehrzahl der vorliegenden Studien spricht allerdings gegen eine Reduktion der Restenoserate nach PTCA durch GP IIb/IIIa-Inhibitoren.

Literatur

Bennett JS, Vilaire G (1979) Exposure of platelet fibrinogen receptors by ADP and epinephrine. J Clin Invest 64:1393

Calvete JJ (1993) Clues for understanding the structure and function of a prototypic human integrin: The platelet glycoprotein IIb/IIIa complex. Thromb Haemost 72:1

CAPRIE (1996) A randomised, blinded, trial of clopidogrel versus aspirin in patients at risk of ischemic events. Lancet 348:1329

Coller BS, Scudder LE (1985) Inhibition of dog platelet function by in vivo infusion of F(ab')$_2$ Fragments of a monoclonal antibody to the platelet glycoprotein IIb/IIIa receptor. Blood 66:1456

The CAPTURE investigators (1997) Randomised placebo-controlled trial of abciximab before and during coronary intervention in refractory unstable angina: the CAPTURE study. Lancet 349:1429

Coller BS (1985) A new murine monoclonal antibody reports an activation-dependent change in the conformation of the platelet glycoprotein IIb/IIIa complex. J Clin Invest 76:101

Coller BS (1986) Activation affects access to the platelet receptor for adhesive glycoproteins. J Cell Biol 103:451

Coller BS (1995) Blockade of platelet GP IIb/IIIa receptors as an antithrombotic strategy. Circulation 92:2373

Coller BS (1997) Platelet GP IIb/IIIa Antagonists: The first anti-integrin receptor therapeutics. J Clin Invest 100:1467

The EPIC investigators (1994) Use of a monoclonal antibody directed against the platelet glycoprotein IIb/IIIa receptor in high-risk coronary angioplasty. N Engl J Med 330:956

The EPILOG investigators (1997) Platelet glycoprotein IIb/IIIa receptor blockade and low-dose heparin during percutaneous coronary revascularization. N Engl J Med 336:1689

Du X, Plow EF, Freelinger III AL, O'Toole TE, Loftus JC, Ginsberg MH (1991) Ligands „activate" integrin $a_{IIb}\beta_3$ (platelet GP IIb-IIIa). Cell 65:409

Frishman WH, Burns B, Atac B, Alturk N, Altajar B, Lerrick K (1995) Novel antiplatelet therapies for treatment of patients with ischemic heart disease: inhibitors of the platelet glycoprotein IIb/IIIa integrin receptor. Am Heart J 130:877

Gold HK, Gimple LW, Yasuda T et al. (1990) Pharmacodynamic study of F(ab)$_2$-Fragments of murine monoclonal antibody 7E3 directed against human platelet glycoprotein IIb/IIIa in patients with unstable angina pectoris. J Clin Invest 86:651

Hynes RO (1992) Integrins: Versatility, modulation, and signalling in cell adhesion. Cell 69:11

Knight DM, Wagner C, Jordan R et al. (1995) The immunogenicity of the 7E3 murine monoclonal Fab antibody fragment variable is dramatically reduced in humans by substitution of human for murine constant regions. Mol Immunol 32:1271

Lefkovits J, Plow EF, Topol E (1995) Platelet glycoprotein IIb/IIIa receptors in cardiovascular medicine. N Engl J Med 23:1553

Marguerie GA, Plow EF, Edgington TS (1979) Human platelets possess an inducible and saturable receptor specific for fibrinogen. J Biol Chem 254:5357

O'Toole TE, Katagieri Y, Faull RJ et al. (1994) Integrin cytoplasmic domains mediate inside-out signal transduction. J Cell Biol 124:104

Patrono C (1994) Aspirin as an antiplatelet drug. N Engl J Med 330:1287

Peter K, O'Toole TE (1995) Modulation of cell adhesion by changes in $a_L\beta_2$ (LFA-1, CD11a/CD18) cytoplasmic domain/cytoskeleton interaction. J Exp Med 181:315

Peter K, Schwarz M, Majer P, Kohler B, Nordt T, Bode C (1997) The antibody fragment c7E3 (Reo-Pro) binds to activated and nonactivated Mac-1 on granulo- and monocytes and blocks Mac-1-mediated cell adhesion and aggregation. J Am Coll Cardiol 29:241 A

Plow EF, Pierschbacher MB, Ruoslathi E, Marguerie GA, Ginsberg MH (1985) The effect of Arg-Gly-Asp-containing peptides on fibrinogen and von Willebrand factor binding to platelets. Proc Natl Acad Sci USA 82:8057

Pytela R, Pierschbacher MB, Ginsberg MH, Plow EF, Ruoslathi E (1986) Platelet membrane glycoprotein IIb/IIIa: member of a family of Arg-Gly-Asp-specific adhesion receptors. Science 231:1559

Roth GJ, Calverley DC (1994) Aspirin, platelets, and thrombosis: theory and practice. Blood 83:885

Théroux P, Kouz S, Roy L et al. (1996) Platelet membrane receptor glycoprotein IIb/IIIa antagonism in unstable angina; the Canadian lamifiban study. Circulation 94:899

Topol EJ (1996) Platelet glycoprotein IIb/IIIa receptor antagonists in coronary artery disease. Eur Heart J 17:9

Topol EJ, Califf RM, Weisman HF et al. (1994) Randomized trial of coronary intervention with antibody against platelet IIb/IIIa integrin for reduction of clinical restenosis: results at six months. Lancet 343:881

Tscheng JE, Harrington RI, Kottke-Marchant K et al., for the IMPACT investigators (1995) Multicenter, randomized, double-blind, placebo-controlled trial of the platelet integrin glycoprotein IIb/IIIa blocker integrelin in elective coronary intervention. Circulation 91:2151

Ylänne J, Chen Y, O'Toole TE et al. (1993) Distinct functions of integrin alpha and beta subunit cytoplasmic domains in cell spreading and formation of focal adhesions. J Cell Biol 122:223

Wagner CL, Mascelli MA, Neblock DS, Weisman HF, Coller BS, Jordan RE (1996) Analysis of GP IIb/IIIa receptor number by quantification of 7E3 binding to human platelets. Blood 88:907

KAPITEL 4

Thrombolyse während der Reanimation: Routine?

B. W. Böttiger

Die Thrombolyse ist eine effektive und kausale Therapiemaßnahme bei der schweren Lungenembolie und bei akutem Myokardinfarkt [2, 6]. Bei Patienten, die aufgrund eines Kreislaufstillstandes reanimiert werden müssen, liegt in mehr als 70% der Fälle eines dieser beiden Krankheitsbilder dem Kreislaufstillstand ursächlich zugrunde [43]. Dennoch galt die Applikation von Thrombolytika während der Reanimation (CPR) als kontraindiziert. Man fürchtete sich hier v. a. vor durch die Reanimationsmaßnahmen induzierten Blutungskomplikationen. Nachdem in einer ganzen Reihe von Einzelfallberichten und kleineren Fallserien der letzten Jahre positive Effekte einer thrombolytischen Intervention während der CPR bei Patienten mit akuter Lungenembolie bzw. Myokardinfarkt beobachtet werden konnten [3, 4, 6, 7, 13–15, 27, 29, 32–34, 42, 46, 51, 54] und tierexperimentelle Befunde darüber hinaus eine Verbesserung der zerebralen mikrozirkulatorischen Reperfusion nach einem Kreislaufstillstand durch ein solches Konzept zeigen [8, 23] stellt sich die Frage, ob dieses Therapiekonzept zwischenzeitlich bereits als Routinemaßnahme in bestimmten Situationen empfohlen werden kann. Bevor hier die vorläufigen Ergebnisse einer weiteren klinischen Untersuchung zu dieser Frage vorgestellt werden, werden kurz die wesentlichen bisherigen Erkenntnisse zu diesem Therapiekonzept rekapituliert.

Bisherige Erfahrungen mit der Thrombolyse während der CPR

Thrombolyse während der CPR bei fulminanter Lungenembolie

Es existieren in der Literatur Fallserien und Studien zur Lyse während der CPR bei fulminanter Lungenembolie (Tabelle 1). So berichteten Scholz et al. [42] über 9 Patienten, von denen sich 7 nach Applikation eines Thrombolytikums während der CPR stabilisieren ließen. Bei 3 dieser Patienten kam es in der Folge zu einer transfusionsbedürftigen Blutung [42]. In der einzigen prospektiven Studie zur Lyse während der CPR bei der Lungenembolie [33] wurde die Embolie zunächst durch eine bettseitige Behelfsangiographie während der CPR diagnostisch gesichert. Danach wurde Streptokinase appliziert, und 11 der 20 Patienten ließen sich so nach bis zu 90 minütiger Reanimationsdauer stabilisieren und haben langfristig überlebt. Blutungskomplikationen traten nicht auf [33].

Tabelle 1. Thrombolyse während der CPR bei fulminanter Lungenembolie

Autor	Patienten [n]	Stabilisiert [n]	Überlebt [n]
Köhle et al. [33]	20	11	11
Scholz et al. [42]	9	7	5
Westhoff-Bleck et al. [54]	5	5	3
Böttiger et al. [13, 14]	2	2	2
Weitere Kasuistiken [4, 5, 7, 46]	12	12	11
Gesamt	48 (100%)	37 (77%)	32 (67%)

Auch wenn man die Zusammenstellung aller in der Literatur verfügbaren Studien und Fallberichte zu diesem Konzept [4, 5, 7] mit der notwendigen Vorsicht bewertet, ergibt sich, daß eine thrombolytische Intervention während der CPR bei der fulminanten Lungenembolie zur Stabilisierung eines Patienten beitragen kann. Die Blutungskomplikationen waren deutlich seltener als befürchtet und in der Regel beherrschbar [4, 5, 7]. Nur ein Patient ist nach längerer Lyse mit rt-PA an den Folgen einer intrazerebralen Blutung verstorben [54]. Die Lyse während der CPR wird daher bei der Lungenembolie und akut fehlenden Behandlungsalternativen als kausale Intervention empfohlen [4–7, 14, 33, 42, 54].

Thrombolyse während der CPR bei akutem Myokardinfarkt

Die wesentliche Differentialdiagnose zur Lungenembolie während der CPR ist der akute Myokardinfarkt [6, 7]. Auch beim Myokardinfarkt gilt die Thrombolyse als eine kausale Therapie [2]. Neben anderen [15, 32, 46, 54] berichteten Gramann et al. [27] über 10 Patienten, bei denen nach zunächst erfolgloser bis zu 85 minütiger CPR bei Verdacht auf Myokardinfarkt Streptokinase appliziert wurde; 5 dieser 10 Patienten ließen sich dann nach weiteren 15–60 min Herzmassage stabilisieren [27]. Bei der Zusammenstellung der publizierten Mitteilungen (Tabelle 2) [5] wird klar, daß zur Thrombolyse während der CPR bei akutem Myokardinfarkt nur begrenzte Erfahrungen vorliegen. Dennoch zeigt sich, daß auch bei akutem Myokardinfarkt eine thrombolytische Intervention selbst dann noch zur Stabilisierung beitragen kann, wenn klassische Reanimationsmaßnahmen nicht zum Erfolg geführt haben [5].

Thrombolyse während der CPR und zerebrale Reperfusion

Interessanterweise wurde nach Thrombolyse während der CPR von verschiedenen Autoren im Einzelfall ausdrücklich über ein trotz prolongierter CPR unauffälliges neurologisches Outcome berichtet [4, 7, 14, 15, 27, 33, 54]. Dies könnte ursächlich mit den Auswirkungen hämostaseologischer Veränderungen nach einem Kreislaufstillstand zusammenhängen, die durch eine solche Intervention positiv beeinflußt werden [12].

Sowohl tierexperimentell [8, 23, 24, 25, 35] als auch klinisch [12] konnte eine ausgeprägte Aktivierung der Blutgerinnung mit konsekutiver Entwick-

Tabelle 2. Thrombolyse während der CPR bei akutem Myokardinfarkt

Autor	Patienten [n]	Stabilisiert [n]	Überlebt [n]
Gramann et al. [27]	10	5	3
Westhoff-Bleck et al. [54]	5	2	1
Kasuistiken [15, 46]	5	5	5
Gesamt	20 (100%)	12 (60%)	9 (45%)

lung einer disseminierten intravaskulären Gerinnung nach Kreislaufstillstand und CPR beobachtet werden. Selbst suffiziente Reanimationsmaßnahmen führten nicht zu einer Wiederherstellung normaler hämostaseologischer Verhältnisse [8, 12, 23, 24, 35]. Gleichzeitig war die endogene Fibrinolyse nicht adäquat aktiviert [12, 24], so daß hieraus ein hämostaseologisches Ungleichgewicht entstand, das zur Bildung von Fibrinablagerungen und Mikrothromben im Bereich der Mikrozirkulation führen kann [24].

Erste Hinweise auf eine mögliche Relevanz hämostaseologischer Veränderungen im Zusammenhang mit der Reperfusion nach einem Kreislaufstillstand ergaben sich bereits Mitte der 50er Jahre [17, 18]. Crowell et al. fanden bei Hunden eine deutliche Korrelation zwischen dem Ausmaß einer vorangegangenen Heparinisierung und der Überlebensrate nach einem Kreislaufstillstand [17]. Nach 10 minütigem Stillstand betrug die Überlebensrate 8% ohne Heparin, 16% nach Vorgabe von 2 mg/kg und 67% nach Vorgabe von 5 mg/kg Heparin. In einer weiteren Untersuchung wiesen Crowell und Smith nach, daß durch die Applikation von Thrombolytika unmittelbar vor Induktion des Kreislaufstillstandes die Überlebensrate ebenfalls wesentlich verbessert werden kann [18]. Interessanterweise wurde durch diese Maßnahmen auch das neurologische Outcome deutlich positiv beeinflußt. In der Kontrollgruppe verstarben 14 von 15 Tieren nach einem 15 minütigen Kreislaufstillstand. Das einzige überlebende Tier zeigte einen schweren und persistierenden Hirnschaden. Dagegen verstarben nur 2 von 14 Tieren, wenn vor dem Kreislaufstillstand Streptokinase appliziert wurde. Zerebrale Ausfälle bildeten sich in der durch Thrombolytika vorbehandelten Gruppe in allen Fällen innerhalb einer 2 monatigen Nachbeobachtungszeit weitgehend zurück [18].

Eine disseminierte Gerinnungsaktivierung im Rahmen der Reperfusion nach einem Kreislaufstillstand hat Auswirkungen auf die Qualität der Reperfusion aller Organe und ist dabei letztlich für die zerebrale Reanimation von besonderer Relevanz [12]. Auch Safar et al. berichteten von einer signifikanten Verbesserung des zerebralen Outcomes beim Hund, wenn nach einem 12 minütigen Kreislaufstillstand eine kombinierte Behandlung, bestehend aus Hämodilution mit Dextran, Gabe von Heparin und hypertensiver Reperfusion, durchgeführt wurde [40]. Dabei ist, neben der antithrombotischen und antikoagulatorischen Potenz des Heparins, von Dextran bekannt, daß es sowohl die Thrombozytenadhäsion beeinträchtigt als auch die endogene fibrinolytische Aktivität verstärkt [22]. Lin et al. untersuchten die Erholung des EEG nach einem 12 minütigen Kreislaufstillstand beim Hund [36]. Sie fanden eine wesentlich schnellere und vollständigere Erholung des zerebralen Blutflusses und der EEG-Aktivität bei den Tieren, bei denen in Kombination mit der Gabe von Dextran eine Lysetherapie mit Streptokinase eingeleitet wurde. Vorläufige experimentelle Ergebnisse zeigen zudem eine Verminderung der postischämischen zerebralen Hypoperfusion sowohl nach der Gabe eines Antagonisten zum PAF [47] als auch nach Applikation eines Thromboxansynthetaseinhibitors [30].

Hämostaseologische Veränderungen scheinen somit ursächlich sowohl bei frühen als auch bei späten zerebralen Reperfusionsstörungen involviert zu sein [8, 17, 18, 20, 30, 36, 47]. Diese Relevanz hämostaseologischer Veränderungen während der zerebralen Reperfusion wird bekräftigt durch morphologische und intravitalmikroskopische Untersuchungen, im Rahmen derer die Ausbildung von Mikrothromben im Bereich der zerebralen Mikrozirkulation nach einem Kreislaufstillstand direkt beobachtet werden konnte [28, 37, 56]. Eine Gerinnungsaktivierung kann natürlich durch die Vorgabe von Heparin minimiert werden. Heparin wirkt in diesem Zusammenhang jedoch nur prophylaktisch. Ist es bereits zu Fibrinablagerungen und Mikrothrombosierungen gekommen, so ist von einer alleinigen Intervention mit Heparin kein wesentlicher therapeutischer Effekt mehr zu erwarten. Eine Lysetherapie kann dann allerdings eine sinnvolle therapeutische Intervention darstellen.

Wir sind daher im Rahmen früherer Untersuchungen der Frage nachgegangen, ob zerebrale mikrozirkulatorische Reperfusionsstörungen nach einem Kreislaufstillstand durch eine thrombolytische Intervention reduziert werden können [8, 23]. Diese Untersuchungen wurden an Katzen durchgeführt. Nach einem Kreislaufstillstand von 15 min und einer anschließenden CPR folgte eine Reperfusionsphase von 30 min. Die Tiere der Therapiegruppe erhielten 100 E/kg Heparin sowie 1 mg/kg rekombinanten Gewebeplasminogenaktivator (rt-PA) mit Beginn der CPR. Zusätzlich wurde 1 mg/kg rt-PA für 30 min kontinuierlich appliziert. Die Tiere der Kontrollgruppe erhielten weder Heparin noch rt-PA. In beiden Gruppen wurde eine standardisierte CPR durchgeführt. Die Ergebnisse zeigten, daß das zerebrale No-reflow-Phänomen des gesamten Vorderhirns durch die Applikation von rt-PA und Heparin signifikant von 28% auf 7% reduziert werden konnte [8, 23]. Besonders ausgeprägt war dieser Effekt im Bereich der Basalganglien und im Hirnstamm. Lyseinduzierte Blutungskomplikationen traten nicht auf. Parallel zu den positiven Effekten der thrombolytischen Intervention auf die zerebrale mikrozirkulatorische Reperfusion konnte auch an diesem Modell eine ausgeprägte intravasale Aktivierung der Blutgerinnung nach dem Kreislaufstillstand beobachtet werden. Die Gerinnungsaktivierung war in der Therapiegruppe deutlich geringer ausgeprägt [8, 23]. Interessanterweise wurde in der Therapiegruppe auch eine signifikant verbesserte Kontraktilität des Herzens (dp/dt_{max}) nach dem Kreislaufstillstand beobachtet, was eine verbesserte myokardiale Reperfusion und Funktion durch eine solche therapeutische Intervention impliziert. Darüber hinaus fanden sich nach dem Kreislaufstillstand signifikant niedrigere Spiegel von Laktat im Serum der mit rt-PA und Heparin behandelten Tiere [8, 23].

Pilotuntersuchung: Thrombolyse während der CPR
nach primär erfolgloser prähospitaler CPR

Die bisher vorliegenden Befunde legen die klinische Umsetzung dieses therapeutischen Konzepts zur Verbesserung der Reperfusion nach Herz-Kreislaufstillstand nahe. Da es sich bei der thrombolytischen Therapie jedoch um eine Intervention handelt, die mit spezifischen und potentiell lebensbedrohlichen Nebenwirkungen wie insbesondere Blutungskomplikationen einhergehen kann [2, 7, 31, 49, 50, 54, 55], müssen bezüglich der Abwägung zwischen möglichem Nutzen und Risiken vor einer breiten Umsetzung eines solchen Konzepts zunächst systematische klinische Studien durchgeführt werden.

Die Frage, ob eine frühzeitige thrombolytische Intervention nach einem Herz-Kreislaufstillstand auch beim Menschen zu einer Verbesserung des Outcomes führt, ist bisher nicht beantwortet. Das Ziel der vorliegenden Untersuchung war es daher, zu klären, ob eine thrombolytische Intervention nach primär erfolgloser CPR in der prähospitalen Situation praktikabel und effektiv ist [10].

Patienten und Methode

Die Durchführung der Untersuchung erfolgte nach Zustimmung der Ethikkommission des Klinikums der Universität Heidelberg. Eine primär geplante, doppelblind randomisierte placebokontrollierte Outcomestudie wurde von dieser Kommission nicht befürwortet, da die Patienten zum Zeitpunkt des Einschlusses in die Untersuchung nicht persönlich einwilligungsfähig waren. Befürwortet wurde die Durchführung einer offenen prospektiven Studie.

Eingeschlossen wurden Patienten mit hochgradigem Verdacht auf Lungenembolie oder Myokardinfarkt, die aufgrund eines prähospitalen Herz-Kreislaufstillstandes durch das Heidelberger Notarztsystem versorgt werden mußten. Der Herz-Kreislaufstillstand wurde definiert als Sistieren der Spontanatmung bei nicht palpablen Karotispulsen. Darüber hinaus war die vollständige Erfüllung weiterer Kriterien (s. Übersicht) Voraussetzung für den Einschluß der Patienten:

Einschlußkriterien der klinischen Lysestudie:
- Herz-Kreislaufstillstand,
- Verdacht auf akute Lungenembolie oder Myokardinfarkt,
- angenommenes Alter 18–75 Jahre,
- kein Trauma,
- keine äußeren und kein Verdacht auf innere Blutungen oder Verletzungen,
- keine Pupillendifferenz,
- keine akuten Rückenschmerzen unmittelbar vor dem Herz-Kreislaufstillstand,
- während der CPR beidseits tastbare Femoralispulse,
- keine hämodynamische Stabilisierung (ROSC) nach 10- bis 15 minütiger kardiopulmonaler Reanimation.

Die Mehrzahl dieser Kriterien fokussierte auf den Ausschluß von potentiellen Blutungsrisiken. Die Frage nach der Isokorie zielte auf eine intrazerebrale Blutung. Die Fragen nach Rückenschmerzen und nach während der CPR beidseits tastbaren Femoralispulsen zielten auf ein rupturiertes Aortenaneurysma als mögliche Ursache des Herz-Kreislaufstillstandes. Patienten, bei denen das Endstadium einer chronischen Erkrankung Ursache des Herz-Kreislaufstillstandes war, wurden von der Teilnahme an der Studie ausgeschlossen. Bei allen Patienten wurde eine standardisierte CPR nach den aktuellen Richtlinien der AHA durchgeführt [21]. Die spezifische therapeutische Intervention erfolgte durch Gabe von 5000 E Heparin (Heparin-Natrium Braun 25 000 IE/5 ml; Fa. Braun, Melsungen) und 50 mg rt-PA (Actilyse; Fa. Dr. Karl Thomae GmbH, Biberach an der Riß) als intravenöse Kurzinfusion nach 10- bis 15 minütiger konventioneller CPR ohne hämodynamische Stabilisierung („restoration of spontaneous circulation", ROSC; s. Übersicht). Beide Substanzen wurden über eine periphervenöse Kanüle verabreicht. Bei ausbleibender hämodynamischer Stabilisierung erhielten die Patienten nach weiteren 30 min CPR erneut 5000 E Heparin und 50 mg rt-PA.

Spezifische therapeutische Intervention während der kardiopulmonalen Reanimation (CPR):

- 5000 E Heparin + 50 mg rt-PA nach 10- bis 15 minütiger konventioneller CPR,
- 5000 E Heparin + 50 mg rt-PA nach weiteren 30 min CPR.

Nach ROSC wurde prähospital keine weitere Lysetherapie durchgeführt. Für den Fall, daß Blutungskomplikationen auftraten, waren die sofortige Beendigung der Lysetherapie und die Bolusgabe von 250 mg Prednisolon (Solu-Decortin H 250; Fa. Merck, Darmstadt), gefolgt von 2 Mio. E Aprotinin (Trasylol; Fa. Bayer, Leverkusen) über 15 min im Studienprotokoll vorgesehen. Unmittelbar nach Ankunft in der Zielklinik wurden die Blutgruppe bestimmt und 4 Erythrozytenkonzentrate bereitgestellt.

Bei nachgewiesenem Myokardinfarkt und persistierenden EKG-Veränderungen bzw. koronarangiographisch dokumentiertem Verschluß einer Koronararterie erfolgte nach Klinikaufnahme die Gabe von 50 mg rt-PA, wenn prähospital nur einmalig 50 mg rt-PA appliziert worden waren. Alternativ wurde eine akute perkutane transluminale Angioplastie (PTCA) durchgeführt. Wenn prähospital bereits 100 mg rt-PA verabreicht worden waren, wurde eine akute PTCA durchgeführt.

Die Datenaufnahme erfolgte in Anlehnung an die Empfehlungen der Utstein Consensus Conference [16, 19, 48]. ROSC wurde definiert als die Rückkehr eines spontanen und palpablen Karotispulses, unabhängig davon, ob Katecholamine verabreicht werden mußten oder nicht. Weitere Endpunkte der Untersuchung waren ein Überleben bis 24 h bzw. 48 h nach ROSC, die Entlassung aus der Klinik sowie der neurologische Status bei Klinikentlassung.

Ergebnisse

In die Untersuchung eingeschlossen wurden 27 Patienten (10 Frauen, 17 Männer; mittleres Alter 67±10 Jahre). Die Diagnosen bzw. Verdachtsdiagnosen des Notarztes bei diesen Patienten lauteten: akuter Myokardinfarkt (n = 20), akute Lungenembolie (n = 4) und Herzrhythmusstörung bzw. primäres Kammerflimmern (n = 3). Bei 21 Patienten erfolgte eine einmalige Applikation von Heparin und rt-PA. Von diesen Patienten konnten 14 stabilisiert (ROSC) werden. Bei den verbleibenden 7 Patienten wurde die CPR noch vor der wiederholten Gabe des Thrombolytikums abgebrochen, da zusätzliche klinisch-anamnestische Informationen, die im Verlauf der CPR bekannt wurden, die Weiterführung der CPR nicht als sinnvoll erschienen ließen. Eine wiederholte Applikation von rt-PA und Heparin wurde bei 6 Patienten durchgeführt; 4 dieser Patienten konnten nach ROSC in die Klinik eingeliefert werden.

Die Analyse des Outcomes aller eingeschlossenen Patienten zeigt, daß trotz prolongierter CPR nahezu 70% der Patienten (n = 10) nach Gabe von rt-PA und Heparin initial stabilisiert werden konnten (ROSC). Fast 40% der Patienten (n = 10) haben mehr als 24 h überlebt. Vier Patienten (15% der initial eingeschlossenen Patienten) wurden ohne neurologisches Defizit aus der Klinik entlassen. Bei den langfristig überlebenden Patienten fand sich 2mal ein Myokardinfarkt, 1mal ein primäres Kammerflimmern und 1mal eine Herzrhythmusstörung als Ursache des Herz-Kreislaufstillstandes. Die in der Krankenakte dokumentierten Todesursachen der Patienten, die nach Klinikaufnahme verstarben, waren Linksherzinsuffizienz (9 Patienten), Sepsis (2 Patienten) und durch entsprechende Untersuchungen abgesicherter Hirntod bei 3 Patienten. Bei diesen 3 Patienten konnte durch kranielle Computertomographie eine intrazerebrale Blutung ausgeschlossen werden.

In der prähospitalen Situation traten keine Blutungskomplikationen auf. Nach der stationären Aufnahme kam es in einem Fall nach 12 Tagen zu einer Blutung aus einem Ulcus ventriculi, die die Transfusion von 2 Erythrozytenkonzentraten erforderlich machte. Bei einer Patientin trat eine nicht transfusionsbedürftige Blutung aus einem am Vortag der CPR operativ angelegten arteriovenösen Shunt am Unterarm bei chronischer dialysepflichtiger Niereninsuffizienz auf. Ein weiterer Patient blutete für 24 h leicht im Bereich des Nasen-Rachen-Raumes.

Diskussion

Die Ergebnisse dieser Untersuchung zeigen, daß eine Thrombolyse während der CPR auch in der prähospitalen Situation durchgeführt werden kann. Die Gabe von rt-PA und Heparin führt selbst nach primär erfolgloser CPR noch in einem hohen Maße zur hämodynamischen Stabilisierung (ROSC). Die Langzeitüberlebensrate ist ebenfalls hoch. Bei der Mehrzahl der Patienten war bereits die einmalige Applikation der Studienmedikation effektiv. Bei keinem der langfristig überlebenden Patienten wurde eine neurologische Schädigung beobachtet. Reanimationsbedingte Blutungskomplikationen traten trotz der prolongierten Reanimationsmaßnahmen nicht auf.

Bei der Bewertung der Ergebnisse der vorliegenden Untersuchung muß beachtet werden, daß die Studie nicht kontrolliert durchgeführt werden konnte. Die Ergebnisse müssen daher vor dem Hintergrund der Ergebnisse der Analyse des Outcomes nichtlysierter Patienten nach kardial bedingtem Herz-Kreislaufstillstand im Bereich des Heidelberger Notarztsystems [9] diskutiert werden. Es fand sich dort eine primäre Stabilisierungsrate (ROSC) von 49%, eine Krankenhausentlassungsrate von 14% und eine Einjahresüberlebensrate von 12% [9]. Trotz der Tatsache, daß in die vorliegende Lysestudie nur Patienten eingeschlossen wurden, bei denen die CPR primär nicht erfolgreich war und deren Prognose daher als ungünstig einzuschätzen war [39], betrug die primäre Stabilisierungsrate (ROSC) nach der thrombolytischen Intervention nahezu 70%. Sie lag damit deutlich höher als die entsprechenden Ergebnisse der Outcomeanalyse nichtlysierter Patienten [9]. Auch die Krankenhausentlassungsrate der nach primär erfolgloser CPR lysierten Patienten lag mit 15% noch über der der Patienten ohne thrombolytische Intervention [9], obwohl in der letztgenannten Gruppe auch all die Patienten eingeschlossen waren, die frühzeitig stabilisiert werden konnten.

Wenn die Effekte einer therapeutischen Intervention während der Reperfusion, die das Outcome nach Herz-Kreislaufstillstand verbessern soll, klinisch analysiert werden, dann sollte diese Intervention möglichst frühzeitig initiiert werden. Trotz der Beobachtung, daß es bereits unmittelbar nach Beginn der CPR zu einer ausgeprägten Gerinnungsaktivierung kommt [12], erfolgte die Applikation des Thrombolytikums in Kombination mit Heparin in der vorliegenden Untersuchung erst nach einer Latenz von 10–15 min konventioneller CPR. Der Grund für diese verzögert durchgeführte therapeutische Intervention lag darin, daß bei der Studienplanung relevante Blutungskomplikationen als Nebenwirkung der thrombolytischen Intervention während der CPR nicht ausgeschlossen werden konnten. Dieser Gefahr sollten die Patienten, die sich bereits durch konventionelle CPR stabilisieren ließen, jedoch nicht ausgesetzt werden. Daher wurden bewußt nur die Patienten eingeschlossen, deren Prognose primär ungünstiger war [39]. Die Dosierung für rt-PA wurde in Anlehnung an Untersuchungen bei nicht reanimationspflichtigen Patienten mit akutem Myokardinfarkt [38] so gewählt, daß sie effektiv und gleichzeitig prähospital praktikabel war. Neben rt-PA wurde, wie dies nahezu bei allen aktuellen Lyseschemata bei Myokardinfarkt und Lungenembolie vorgesehen ist [1, 2, 4, 6], gleichzeitig Heparin verabreicht. Dies ist erforderlich, da rt-PA selbst zu einer Aktivierung von Gerinnungsfaktoren führt und beispielsweise nach akutem Myokardinfarkt die Reokklusionsrate der betroffenen Koronarien ohne die Kombination mit Heparin deutlich höher liegt [1, 2]. Da während der Reperfusion nach Herz-Kreislaufstillstand die Blutgerinnung ohnehin bereits sehr stark aktiviert ist [12], erschien die Kombination von rt-PA mit Heparin sinnvoll.

Neben den experimentellen Befunden, die zeigen, daß die Thrombolyse nach einem Herz-Kreislaufstillstand die zerebrale mikrozirkulatorische Reperfusion sowie die myokardiale Funktion verbessert [8, 23], bietet ein solches Therapiekonzept noch weitere Vorteile in der Reanimationssituation. So stellt die Lysetherapie eine spezifische kausale Intervention bei Patienten mit akutem Myokardinfarkt und bei Patienten mit Lungenembolie dar [1, 2, 6, 26, 31, 41, 45, 52, 53]. Die während der CPR applizierten Thrombolytika wirken daher auch direkt auf die koronararteriellen Thromben bei Myokardinfarkt [15, 27, 32, 46] sowie auf die pulmonalarteriellen Emboli bei akuter Lungenembolie [4, 6, 7, 13, 14, 33, 42, 46, 51]. Bei bis zu 70% und mehr der Patienten, die prähospital reanimiert werden müssen, liegt eines dieser beiden Krankheitsbilder dem Herz-Kreislaufstillstand ursächlich zugrunde [43, 44].

Zusammenfassend zeigen die Ergebnisse der vorliegenden klinischen Pilotuntersuchung, daß eine Thrombolyse während der Reanimation auch in der prähospitalen Situation durchgeführt werden kann [11]. Die Gabe von Heparin und rt-PA führt selbst nach initial erfolgloser Reanimation noch in einem hohen Maße zur hämodynamischen Stabilisierung, die Langzeitüberlebensrate ohne neurologische Schädigung ist ebenfalls hoch. Relevante reanimationsbedingte Blutungskomplikationen waren trotz der prolongierten Reanimationsmaßnahmen im Rahmen der vorliegenden Untersuchung nicht zu beobachten. Zur weiteren Absicherung der beobachteten positiven Effekte sollte eine randomisierte kontrollierte Untersuchung durchgeführt werden.

Schlußfolgerungen für die klinische Praxis

Ist die Lysetherapie bei der CPR nun eine Routinemaßnahme geworden? Sicherlich muß man diese Frage in dieser allgemeinen Form zumindest im Moment noch mit „nein" beantworten.

Welche Konsequenzen ergeben sich aber aus den hier vorgestellten Untersuchungen für den klinischen Alltag?

Klinische Studien und Fallberichte zeigen, daß die Lyse während der CPR bei Verdacht auf Lungenembolie und fehlenden Behandlungsalternativen zur Stabilisierung eines Patienten beitragen kann [4, 5, 7, 33, 42, 46, 54]. Nach Ausschöpfung klassischer Reanimationsmaßnahmen und ausbleibender Stabilisierung kann ein solches Therapiekonzept als „Ultima ratio" auch bei akutem Myokardinfarkt bzw. bei der CPR aufgrund einer kardialen Ursache [5, 11, 15, 27, 54] in der prähospitalen Situation eingesetzt werden. Reanimationsbedingte Blutungen sind dabei deutlich seltener als erwartet [5, 7, 32, 46].

Nach der Einleitung einer Lysetherapie sollten die Reanimationsmaßnahmen immer ausreichend lange, d. h. mindestens über 1–2 h weitergeführt werden. Da es sich bei der Lysetherapie um eine aggressive Intervention handelt, die selbst mit spezifischen und auch lebensbedrohlichen Nebenwirkungen wie insbesondere Blutungskomplikationen einhergehen kann, bleibt die Entscheidung zur Lyse während der Reanimation nach wie vor eine sorgfältig und verantwortungsvoll zu prüfende Einzelfallentscheidung.

Literatur

1. Bode C, Nordt TK, Runge MS (1994) Thrombolytic therapy in acute myocardial infarction – selected recent developments. Ann Hematol 69:S 35–40
2. Bode C, Peter K, Kubler W, Katus HA (1994) Aggressive thrombolytische Therapie des Myokardinfarktes – Grenzen und Möglichkeiten. Z Kardiol 83:393–403
3. Borst RH, Wolf H (1976) Rasche i. v.-Injektion einer hohen Initialdosis Streptokinase zur Therapie der fulminanten Lungenembolie. Anaesthesist 25:398–401
4. Böttiger BW (1995) Gewebe-Plasminogenaktivator nach frustraner Reanimation bei fulminanter Lungenembolie. Dtsch Med Wochenschr 120:1528–1529
5. Böttiger BW (1997) Thrombolysis during cardiopulmonary resuscitation. Fibrinolysis 11 [Suppl 2]:93–100
6. Böttiger BW, Bach A, Böhrer H, Martin E (1993) Die akute Thrombembolie der Lunge. Klinik – Pathophysiologie – Diagnostik – Therapie. Anaesthesist 42:55–73
7. Böttiger BW, Böhrer H, Bach A, Motsch J, Martin E (1994) Bolus injection of thrombolytic agents during cardiopulmonary resuscitation for massive pulmonary embolism. Resuscitation 28:45–54
8. Böttiger BW, Fischer MS, Hossmann KA (1994) Thrombolysis during cardiopulmonary resuscitation decreases the cerebral „no-reflow" phenomenon in cats. Ann Hematol 69 [Suppl 2]:S 72
9. Böttiger BW, Grabner C, Bauer H, Bode C, Weber T, Motsch J, Martin E (1996) Outcome after prehospital cardiac arrest of presumed cardiac etiology – The Utstein Style applied to a suburban system. Resuscitation 31:S 42
10. Böttiger BW, Kern S, Glätzer R et al. (1997) Thrombolyse nach initial erfolgloser prähospitaler Reanimation – Ergebnisse einer Pilotuntersuchung. Anästhesiol Intensivmed Notfallmed Schmerzther 32:S 113
11. Böttiger BW, Kern S, Glätzer R et al. (1997) Thrombolytic therapy after unsuccessful cardiopulmonary resuscitation – A pilot study. Anesthesiology 87 [Suppl 3 A]:A 79
12. Böttiger BW, Motsch J, Böhrer H, Böker T, Aulmann M, Nawroth PP, Martin E (1995) Activation of blood coagulation after cardiac arrest is not balanced adequately by activation of endogenous fibrinolysis. Circulation 92:2572–2578
13. Böttiger BW, Reim SM, Diezel G (1991) Erfolgreiche Behandlung einer fulminanten Lungenembolie durch hochdosierte Bolusinjektion von Urokinase während der kardiopulmonalen Reanimation. Anästhesiol Intensivmed Notfallmed Schmerzther 26:29–36
14. Böttiger BW, Reim SM, Diezel G, Böhrer H, Martin E (1994) High-dose bolus injection or urokinase. Use during cardiopulmonary resuscitation for massive pulmonary embolism. Chest 106:1281–1283
15. Böttiger BW, Schmidt H, Gust R, Böhrer H, Martin E (1994) Successful treatment of persistent ventricular fibrillation with thrombolysis during cardiopulmonary resuscitation. Ann Hematol 69 [Suppl 2]:S 72
16. Chamberlain D, Cummins RO (1992) Recommended guidelines for uniform reporting of data from out-of-hospital cardiac arrest: the ‚Utstein Style'. The European Resuscitation Council, American Heart Association, Heart and Stroke Foundation of Canada and Australian Resuscitation Council. Eur J Anaesthesiol 9:245–256

17. Crowell JW, Sharpe GP, Lambright RL, Read WL (1955) The mechanisms of death after resuscitation following acute circulatory failure. Surgery 38:696–702
18. Crowell JW, Smith EE (1956) Effect of fibrinolytic activation on survival and cerebral damage following periods of circulatory arrest. Am J Physiol 186:283–285
19. Cummins RO, Chamberlain DA, Abramson NS et al. (1991) Recommended guidelines for uniform reporting of data from out-of-hospital cardiac arrest: the Utstein style. Circulation 84:960–975
20. Del Zoppo GJ (1994) Microvascular changes during cerebral ischemia and reperfusion. Cerebrovasc Brain Metab Rev 6:47–96
21. Emergency Cardiac Care Committee and Subcommittees AHA (1992) Guidelines for cardiopulmonary resuscitation and emergency cardiac care. Am Med Assoc 268:2171–2298
22. Eriksson M, Saldeen T (1995) Effect of dextran on plasma tissue plasminogen activator (t-PA) and plasminogen activator inhibitor-1 (PAI-1) during surgery. Acta Anaesthesiol Scand 39:163–166
23. Fischer M, Böttiger BW, Popov-Cenic S, Hossmann KA (1996) Thrombolysis using plasminogen activator and heparin reduces cerebral no-reflow after resuscitation from cardiac arrest: an experimental study in the cat. Intensive Care Med 22:1214–1223
24. Gaszynski W (1974) Research work on blood clotting system during cardiopulmonary resuscitation. Anaesth Resus Inten Therap 2:303–316
25. Gaszynski W (1975) The use of protease inhibitor (Trasylol) and heparin in cardiorespiratory resuscitation. I. Studies of the blood clotting system. Anaesth Resus Inten Therap 3:125–134
26. Goldhaber SZ, Kessler CM, Heit JA et al. (1992) Recombinant tissue-type plasminogen activator versus a novel dosing regimen of urokinase in acute pulmonary embolism: a randomized controlled multicenter trial. J Am Coll Cardiol 20:24–30
27. Gramann J, Lange-Braun P, Bodemann T, Hochrein H (1988) Einsatzmöglichkeiten der Thrombolyse in der Reanimation. Intensivmed 25:425–429
28. Hekmatpanah J (1973) Cerebral blood flow dynamics in hypotension and cardiac arrest. Neurology 23:174–180
29. Hopf HB, Floßdorf T, Breulmann M (1992) Rekombinanter Gewebeplasminogenaktivator (rt-PA) zur Thrombolyse lebensbedrohlicher Lungenembolien in der perioperativen Phase. Intensivmed 29:281–287
30. Iijima T, Nakamura Z, Ishii H, Saito I, Sankawa H (1994) Effect of thromboxan synthetase inhibitor on delayed neuronal death after global ischemia. Anesthesiology 81 [3 A]:A 850
31. ISIS-3 (Third International Study of Infarct Survival) Collaborative Group (1992) ISIS-3: a randomised comparison of streptokinase vs tissue plasminogen activator vs anistreplase and of aspirin plus heparin vs aspirin alone among 41299 cases of suspected acute myocardial infarction. Lancet 339:753–770
32. Klefisch RF, Gareis R, Störk T, Möckel M, Danne O (1995) Präklinische Ultima-ratio-Thrombolyse bei therapierefraktärer kardiopulmonaler Reanimation. Intensivmed 32:155–162
33. Köhle W, Nechwatel W, Stauch M, Rasche H (1983) Hochdosierte Streptokinasetherapie bei fulminanter Lungenarterienembolie. Verh Dtsch Ges Inn Med 89:517–519
34. Langdon RW, Swicegood WR, Schwartz DA (1989) Thrombolytic therapy of massive pulmonary embolism during prolonged cardiac arrest using recombinant tissue-type plasminogen activator. Ann Emerg Med 18:678–680
35. Latour JG, McKay DG, Parrish MH (1972) Activation of Hageman factor by cardiac arrest. Thromb Diathes Haemorrh 3:543–553
36. Lin SR, O'Connor MJ, Fischer HW, King A (1978) The effect of combined dextran and streptokinase on cerebral function and blood flow after cardiac arrest: an experimental study on the dog. Invest Radiol 13:490–498
37. Mossakowski MJ, Lossinsky AS, Pluta R, Wisniewski HM (1993) Changes in cerebral microcirculation system following experimentally induced cardiac arrest, a SEM and TEM study. In: Tomita M, Mchedlishvili G, Rosenblum W, Heiss WD, Fukuuchi Y (eds)

(1993) Microcirculatory stasis in the brain. Excerpta Medica, Amsterdam London New York Tokio, pp 99–106

38. Purvis JA, McNeill AJ, Siddiqui RA et al. (1994) Efficacy of 100 mg of double-bolus alteplase in achieving complete perfusion in the treatment of acute myocardial infarction. J Am Coll Cardiol 23:6–10

39. Rogove HJ, Safar P, Sutton Tyrell K, Abramson NS (1995) Old age does not negate good cerebral outcome after cardiopulmonary resuscitation: analyses from the brain resuscitation clinical trials. The Brain Resuscitation Clinical Trial I and II Study Groups. Crit Care Med 23:18–25

40. Safar P, Stezoski SW, Nemoto EM (1976) Amelioration of brain damage after 12 minutes' cardiac arrest in dogs. Arch Neurol 33:91–95

41. Schiele R, Rustige J, Burcyk U et al. (1996) Thrombolysis after resuscitation in acute myocardial infarction. J Am Coll Cardiol 27 [Suppl A]:279 A

42. Scholz KH, Hilmer T, Schuster S, Wojcik J, Kreuzer H, Tebbe U (1990) Thrombolyse bei reanimierten Patienten mit Lungenembolie. Dtsch Med Wochenschr 115:930–935

43. Silfvast T (1991) Cause of death in unsuccessful prehospital resuscitation. J Intern Med 229:331–335

44. Spaulding CM, Joly LM, Rosenberg A, Monchi M, Weber SN, Dhainaut JFA, Carli P (1997) Immediate coronary angiography in survivers of out-of-hospital cardiac arrest. N Engl J Med 336:1629–1633

45. Stewart BF, Weaver WD, Parsons LS, Martin JS, Every NR (1996) Reperfusion therapy after pre-hospital cardiac arrest and its influence on outcome after acute myocardial infarction. J Am Coll Cardiol 27 [Suppl A]:278 A

46. Störk T, Bodemann T, Eichstädt H, Hochrein H (1992) Thrombolyse unter Reanimationsbedingungen. Internist 33:247–251

47. Tanahashi N, Fukuuchi Y, Tomita M et al. (1993) Platelet-activating factor antagonist (TCV-309) ameliorates postischemic delayed hypoperfusion after 30-s cardiac arrest in cats. In: Tomita M, Mchedlishvili G, Rosenblum W, Heiss WD, Fukuuchi Y (eds) (1993) Microcirculatory stasis in the brain. Excerpta Medica, Amsterdam London New York Tokio, pp 203–210

48. European Resuscitation Council, American Heart Association, Heart and Stroke Foundation of Canada, and Australien Resuscitation Council (1992) Recommended guidelines for uniform reporting of data from out-of-hospital cardiac arrest (new-abridged version). The „Utstein style". Br Heart J 67:325–333

49. The GUSTO investigators (1993) An international randomized trial comparing four thrombolytic strategies for acute myocardial infarction. N Engl J Med 329:673–682

50. The National Institute of Neurological Disorders and Stroke rt-PA Stroke Study Group (1995) Tissue plasminogen activator for acute ischemic stroke. N Engl J Med 333:1581–1587

51. Tilsner V (1991) Thrombolytic therapy in fulminant pulmonary thromboembolism. Thorac Cardiovasc Surg 39:357–359

52. Urokinase Pulmonary Embolism Trial (1970) Phase 1 results. A cooperative Study. J Am Med Assoc 214:2163–2172

53. Urokinase-Streptokinase Embolism Trial (1974) Phase 2 results. A cooperative Study. J Am Med Assoc 229:1606–1613

54. Westhoff-Bleck M, Gulba DC, Claus G, Rafflenbeul W, Lichtlen PR (1991) Lysetherapie bei protrahierter kardio-pulmonaler Reanimation: Nutzen und Komplikationen. Z Kardiol 80 [Suppl 3]:139

55. Weston CF, Avery P (1992) Thrombolysis following pre-hospital cardiopulmonary resuscitation. Int J Cardiol 37:195–198

56. Yamawaki T, Gotoh F, Tomita M et al. (1991) Intravascular red blood cell aggregation in pial vessels during cardiac arrest in cats – comparison with ex vivo red blood cell aggregation. In: Nümi H, Hori M, Naritonu H (eds) Microcirculatory disorders in the heart and brain. Harwood Academic, London, pp 89–102

Durchflußzytometrische Analytik zur molekularen Thrombozytenfunktionsdiagnostik*

R. E. SCHARF

Neuere durchflußzytometrische Verfahren gestatten eine Multiparameteranalyse von Thrombozyten hinsichtlich Größe, Granulagehalts, Aktivierungszustands und qualitativer oder quantitativer Änderungen ihres Membranglykoproteinmusters (GP). Die Hauptanwendungsgebiete der Plättchendurchflußzytometrie sind gegenwärtig:
- Identifizierung und Quantifizierung spezifischer Glykoproteindefekte bei angeborenen oder erworbenen Thrombozytopathien,
- Bestimmung der Plättchenaktivierung *in vitro* bei der Präparation und Lagerung von Thrombozytenkonzentraten für Transfusionszwecke,
- Nachweis und Charakterisierung aktivierter Plättchen *ex vivo* bei arteriosklerotischen oder thromboembolischen Gefäßkomplikationen und
- Bestimmung zirkulierender Plättchen-Leukozyten-Konjugate bei extrakorporalen Kreislaufverfahren.

Dieser Beitrag gibt eine kurze Übersicht zur Charakterisierung aktivierter oder funktionell defizitärer Thrombozyten. Darüber hinaus werden die Vorteile und derzeitig noch bestehenden Limitationen der durchflußzytometrischen Analytik von Blutplättchen diskutiert.

Immunmarkierung der Blutplättchen

Für die direkte Immunmarkierung von Thrombozyten mit fluorophorkonjugierten Antikörpern und die durchflußzytometrische Messung genügen kleinste Probenvolumina (z.B. 5 µl). Die Plättchenanalysen können auch aus antikoaguliertem Vollblut vorgenommen werden, so daß die Gefahr einer artifiziellen Thrombozytenaktivierung durch Minimierung präanalytischer Manipulationen gering ist.

Monoklonale Antikörper

In Kombination mit spezifischen aktivierungsabhängigen monoklonalen Antikörpern erlaubt die Durchflußzytometrie eine Bestimmung von „Neoanti-

---

* Mit Unterstützung durch die Deutsche Forschungsgemeinschaft (Scha 358/1-3 und 2-1).

genen" auf der Oberfläche stimulierter Plättchen. Diese Antikörper sind gegen Granulamembranproteine (GMP) gerichtet, die bei der Plättchensekretion irreversibel auf der Thrombozytenoberfläche exprimiert werden: anti-CD 62 (gegen P-Selektin, GMP-140), anti-CD 63 (gegen LIMP, GMP-53), D 495 (gegen Granulophysin). Andere Antikörper erkennen sezierte Plättchenproteine, z. B. Thrombospondin, das an die Thrombozytenoberfläche bindet (anti-TSPI-1) oder reagieren mit Bindungsstellen für Gerinnungsfaktoren wie Faktor Va (V 237) und Faktor VIIIa (1B3) auf der aktivierten Plasmamembran.

Nachweis aktivierter Blutplättchen

Mit diesen Antikörpern haben wir neoantigenpositive Plättchensubpopulationen bei der Lagerung von Thrombozytenkonzentraten nachweisen können. Dabei steigt z. B. der Anteil anti-TSPI-1-positiver Plättchen von 8±2% (Tag 0) auf 24±4% (Tag 5) bzw. 38±5% (Tag 10) an (p jeweils < 0,05). Diese lagerungsbedingte Plättchenaktivierung geht außerdem mit einer Zunahme thrombozytärer Mikropartikel (Durchmesser < 0,1 μm) von 6 auf 22% einher (p < 0,001). Weiterhin haben wir gezeigt, daß während einer perkutanen transluminalen Koronarangioplastie aktivierte Plättchen bei Blutentnahme aus dem Sinus coronarius nachweisbar sind. Auch hierbei gestattet die durchflußzytometrische Analyse eine exakte Quantifizierung exprimierter Neoantigene auf der Oberfläche zirkulierender Thrombozyten.

Funktionelle Charakterisierung aktivierter Blutplättchen

Von besonderem Interesse sind außerdem Messungen der Expression, Funktion und Ligandenbindungseigenschaften essentieller Plättchenrezeptoren, welche die Adhäsion (GPIa–IIa, GPIb–V–IX, GPIIb–IIa) und Aggregation (GPIIb–IIIa) vermitteln. Zur Analyse des GPIb–V–IX-Komplexes verwenden wir Antikörper, die gegen verschiedene Ligandenbindungsdomänen (von-Willebrand-Faktor, Thrombin) auf GPIbα gerichtet sind (LJ-P3, LJ-P19, LJ-Ib1, LJ-Ib10). Die Membranexpression von GPIIb–IIIa läßt sich durch komplexspezifische Antikörper (LJ-P4, LJ-CP8) erfassen. Zur funktionellen Charakterisierung des Aggregationsrezeptors setzen wir vor und nach Zugabe von Plättchenagonisten (ADP, Adrenalin, Phorbolester) folgende konformationsund epitopspezifische Antikörper ein: PAC1 (gegen den aktivierten GPIIb–IIIa-Komplex), anti-LIBS1 (gegen eine ligandeninduzierte Bindungsstelle auf GPIIIa), anti-RIBS1 (gegen rezeptorinduzierte Bindungsstellen des Liganden, z. B. gegen bestimmte Epitope des plättchengebundenen Fibrinogens). Für den Nachweis zirkulierender aktivierter Plättchen im Rahmen klinischer Fragestellungen ist zu beachten, daß diese Antikörper z. T. gegen reversible aktivierungsabhängige Epitope gerichtet sind.

Molekulare Charakterisierung thrombozytärer Aggregationsdefekte

Weiterhin haben wir mit dieser Palette konformationsspezifischer Antikörper eine Strategie entwickelt, die es im Falle einer Plättchenaggregationsstörung erlaubt, auf molekularer Ebene einen Aktivierungsdefekt von einem Ligandenbindungsdefekt des GPIIb–IIIa-Rezeptors zu unterscheiden. Diese Strategie berücksichtigt, daß die ligandeninduzierte Bindungsstelle auf GPIIIa zum einen nach Bindung von Fibrinogen an den aktivierten GPIIb–IIIa-Rezeptor exprimiert wird, z. B. nach Zugabe von ADP zur Vollblutprobe. Der GPIIb–IIIa-Komplex kann aber auch ohne vorausgehende Aktivierung durch ein kleines fibrinogenmimetisches RGD-Peptid besetzt werden mit der Konsequenz, daß wiederum die ligandeninduzierte Bindungsstelle auftritt. Im ersten Fall, also nach Plättchenstimulation, zeigt die Bindung von anti-LIBS1 eine Aktivierung des Rezeptors an, im zweiten Fall, also nach Inkubation mit einem Peptid (z. B. GRGDSP), lassen sich Rückschlüsse auf die Ligandenbindungsfunktion von GPIIb–IIIa gewinnen.

Mit diesem experimentellen Konzept haben wir Patienten mit myeloproliferativen Erkrankungen untersucht, bei denen eine verminderte oder nicht auslösbare Aggregation bei Plättchenstimulation mit ADP oder Adrenalin trotz normaler GPIIb–IIIa-Expression bestand. Diese Befundkonstellation weist auf eine Funktionsstörung des Aggregationsrezeptors wie bei einer sog. Glanzmann-Thrombasthenie-Variante hin. In der Mehrzahl der Fälle (11 von 15 Patienten) lag ein Aktivierungsdefekt des Aggregationsrezeptors vor. Bei 4 Patienten zeigte die durchflußzytometrische Analyse eine fehlende Bindung von anti-LIBS1 in Gegenwart fibrinogenmimetischer RGD-Peptide an. Dies läßt darauf schließen, daß hier ein Ligandenbindungsdefekt von GPIIb–IIIa Ursache der fehlenden Aggregationsantwort ist. Inzwischen haben wir diese Charakterisierung dysfunktioneller GPIIb-IIIa-Komplexe auch vornehmen können, wenn für die durchflußzytometrische Analyse anstelle konformationsspezifischer monoklonaler Antikörper FITC-konjugiertes Fibrinogen als natürlicher Ligand des Rezeptors eingesetzt wird. Weiterhin haben wir im Rahmen von Qualitätskontrolluntersuchungen an Thrombozytenkonzentraten gezeigt, daß sowohl die agonisteninduzierte Aktivierbarkeit als auch die Ligandenbindungsfunktion von GPIIb–IIIa während einer 5tägigen Lagerung der Plättchenpräparate unter Blutbankbedingungen erhalten bleiben.

Schlußbetrachtung

Für den durchflußzytometrischen Nachweis aktivierter Plättchen im Kreislauf ergeben sich derzeit noch offene Fragen zur Präanalytik (Probenstabilität), Sensitivität und Spezifität (im Vergleich zu anderen thrombozytären Aktivierungsmarkern), Antikörperauswahl (in bezug auf die jeweilige klinische Fragestellung) und zur Kosten-Nutzen-Analyse (Investition versus diagnostische Erkenntnis).

Zusammenfassung

Unsere Untersuchungen zum Nachweis aktivierter Thrombozyten und zur funktionellen Charakterisierung essentieller Plättchenrezeptoren illustrieren, daß die Durchflußzytometrie bei Einsatz spezifischer monoklonaler Antikörper oder FITC-konjugierter natürlicher Liganden ein wertvolles Verfahren für die Thrombozytenfunktionsdiagnostik darstellt. Eine breite Anwendung dieser Methode setzt jedoch voraus, daß künftig Konzepte zur Standardisierung der Plättchendurchflußzytometrie vorgelegt und im Rahmen von Ringversuchen geprüft werden.

Literatur

1. Abrams CS, Shattil SJ (1991) Immunological detection of activated platelets in clinical disorders. Thromb Haemost 65:467–473
2. Scharf RE, del Zoppo GJ, Ruggeri ZM (1991) Platelet dysfunction in patients with myeloproliferative disorders or myelodysplastic syndrome: Flow cytometric analysis of defective membrane glycoprotein IIb–IIIa. Blood 78:138a (abstract)
3. Scharf RE, Tomer A, Marzec UM et al. (1992) Activation of platelets in blood perfusing angioplasty-damaged coronary arteries: Flow cytometric detection. Arterioscler Thromb Vasc Biol 12:1475–1487
4. Scharf RE, Hanfland P (1993) Platelet storage lesions: Analysis of platelet membrane glycoproteins and platelet-derived microparticles by fluorescence-activated flow cytometry. Transfus Sci 14:189–194
5. Scharf RE (1996) Molecular basis and clinical aspects of hereditary megakaryocyte and platelet membrane glycoprotein disorders. Hämostaseologie 16:114–138
6. Schmitz G, Rothe G, Ruf A et al. (1998) European Working Group on Clinical Cell Analysis: Consensus protocol for the flow cytometric characterisation of platelet function. Thromb Haemost 79:885–896

Stellenwert und mögliche Anwendungen der Thrombelastographie in der perioperativen Phase

M. Felfernig, D. Felfernig-Böhm und A. M. Blaicher

Im Gleichschritt mit wachsenden Erkenntnissen im Fach der Hämostaseologie weiten sich ebenfalls die Möglichkeiten der perioperativen Bedsidegerinnungsevaluierung. Neben den plasmatischen Standardgerinnungstests, wie Quick-Test, partielle Thromboplastinzeit, Thrombinzeit, Fibrinogenspiegel und Antithrombin-III-Aktivität, welche neuerdings auch in Cartridge-Form als Bedsidetest erhältlich sind, stellen einige globale Vollblutmeßmethoden gegenwärtig einen Eckpfeiler des perioperativen Gerinnungsmanagements dar. Im Gegensatz zu den vorhin genannten Gerinnungsmeßverfahren ermöglichen die z. Z. erhältlichen mechanischen Vollblutmeßmethoden ob ihres leichten Handlings, der leichten Interpretierbarkeit und des geringen Platzaufwandes eine Positionierung direkt am Patienten und damit ein On-line-Monitoring. Diese Systeme berücksichtigen nicht nur eine Gerinnungskomponente isoliert, sondern auch die Interaktion zwischen plasmatischem und zellulärem System. Mit Ausnahme der „activated clotting time" (ACT), welche nur die initiale Gerinnselbildung erfaßt, geben die auf dem Prinzip der Viskoelastizitätsmessung basierenden Systeme wie die Thrombelastographie (Fa. Haemoscope, Illinois, USA), die Resonanzthrombelastographie (Fa. Amelung, Bad Salzuflen, BRD) und der Sonoclot-Analyser (Fa. Sienco, Morrison, Colorado, USA) eine Übersicht über Thrombusbildung, Stabilität und Lyse.

Das Verfahren der Thrombelastographie, eine globale Vollblutmeßmethode, welche die Änderung der Viskoelastizität beim gerinnenden Blut veranschaulicht, wurde 1948 von Hartert [6] erstmals beschrieben, und erlebte in den 60er Jahren bzw. in den frühen 70er Jahren einen Höhepunkt im Rahmen der Thrombose- und Lysediagnostik. Vor allem in Deutschland und Frankreich, aber auch in der damaligen Sowjetunion fand das Meßprinzip großen Anklang, wurde aber wenig später durch plasmatische Gerinnungstests und diverse aufwendige Thrombozytenfunktionstests infolge seiner mangelnden Spezifität ersetzt. Das Prinzip der Thrombelastographie beruht darauf, daß eine mit 0,36 ml Blut gefüllte Metall- oder Plastikküvette in einem Gradausmaß von 4,45° im Abstand von 9 s oszilliert. In diese Probe ragt ein mit einer Feder verbundener Kolben. Mit Beginn der Thrombusbildung spannen sich nunmehr gebildete Fibrinfäden von der Küvetteninnenfläche zur Meßkolbenaußenseite. Ab dem Erreichen einer gewissen Scherkraft wird dieser mitbewegt, was von der Feder registriert wird. Nun wird der Kolben und damit die Feder immer mehr mitbewegt bis zum Erreichen jenes Zeitpunktes,

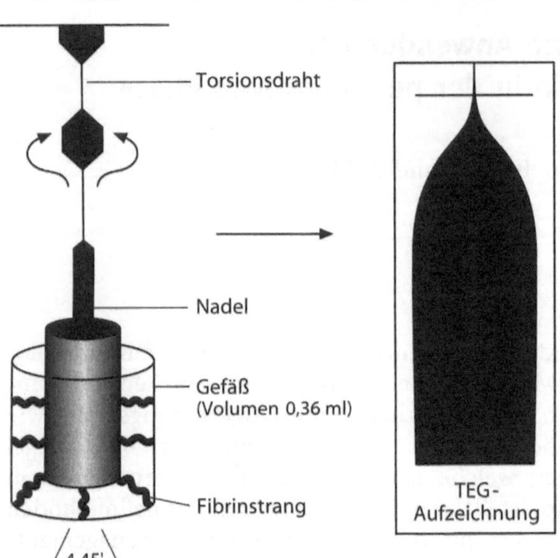

Abb. 1. Prinzip der Thrombelastographie. (Aus Mallet u. Cox, mit freundlicher Genehmigung)

an dem kein Gerinnungspotential mehr vorhanden ist (MA). Bleiben die Fibrinfäden konstant und reißen nicht, so wird der Kolben weiter bewegt. Reißen die Fäden infolge auftretender Lysetendenzen, so wird der Kolben analog zur Thrombolyse nicht mehr im gleich großen Umfang mitbewegt, wodurch die Amplitude wieder schmäler wird. Gleiches entsteht auch beim Faktor XIII Mang wobei nur die Amplitudabnahme langsamer vor sich geht. Erst im Rahmen der Lebertransplantation erlebte die Thrombelastographie in den späten 80er Jahren eine Renaissance. Kang et al. [8] beschreiben die Anwendung der Thrombelastographie im Rahmen der orthotopen Lebertransplantation und vergleichen ihre Aussagekraft mit anderen Gerinnungsmeßmethoden. Dabei dokumentieren sie einerseits eine einfache intraoperative Monitoringmethode, andererseits weisen sie einen signifikant niedrigeren Aufwand an Blutkomponenten in der nach dem TEG-Befund substituierten Patientengruppe nach. Während die Thrombelastographie vor allem in den Vereinigten Staaten als Standardmonitoring aus den Operationssälen nicht mehr wegzudenken ist, wird sie in Europa nach wie vor mit Skepsis betrachtet. Neben den hohen Anschaffungskosten wird v.a. die lange Meßdauer kritisiert. Letzteres Argument wird nun allerdings durch die Anwendung von Startreagenzien wie Quarzsand und Gewebeaktivatoren entkräftet, wobei für das herkömmliche TEG Quarzsand (Cellite) verwendet wird und rekombiniertes Gewebsthromboplastin (Reopro) zur Objektivierung der thrombozytären Funktion. Durch den Einsatz von Thromboplastinen und Oberflächenaktivatoren als Startreagenzien ist zudem eine Erhebung vollblutmodifizierter PTZ- bzw. PTT-Werte am Thrombelastographen möglich. Das Thrombelastogramm liefert durch eine weitgehende Aufgliederung der am Gerinnsellauf

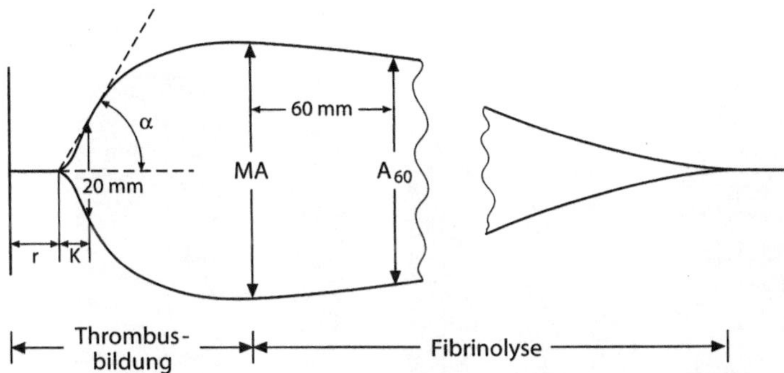

Abb. 2. Das Thrombelastogramm. Reaktionszeit R (in min): Vom Meßbeginn bis zum Erreichen eines Ausschlages der Kurve im Ausmaß von 2 mm. K-Zeit (in min): Zeitdauer vom Erreichen des Meßzeitpunktes r bis zum Erlangen einer Amplitude von 20 mm. (Aus Mallet u. Cox, mit freundlicher Genehmigung)

und -abbau beteiligten Momente eine Handhabe für Diagnostik und Therapiekontrolle von Gerinnungsstörungen [14]. Neben der Interpretation der plasmatischen Komponente, vornehmlich charakterisiert durch die Reaktionszeit (R-Zeit), die Fibrinpolymerisation bzw. -interaktion mit der zellulären Komponente, definiert als Koagulations- oder Fibrinbildungszeit (K-Zeit), wird die thrombozytäre Komponente vornehmlich durch die maximale Amplitude (MA) dargestellt. Die A 30 bzw. A 60 dokumentieren die in Prozenten angegebene Amplitude nach 30 bzw. 60 min im Vergleich mit der maximalen Amplitude.

Die Interpretation des Thrombelastogramms ist als sehr simpel zu bezeichnen [14]:

Eine verkürzte R-Zeit bzw. auch K-Zeit spricht für eine Hyperkoagulationstendenz, deren Ursache vornehmlich auf eine gesteigerte plasmatische Aktivität, aber auch auf eine gesteigerte Thrombozytenaggregation zurückzuführen ist, wie dies in der Schwangerschaft, bei Kindern unter 12 Monaten, Kontrazeptivakonsum, paraneoplastischem Syndrom, Überdosierung von Gerinnungsfaktoren, beginnender Verbrauchskoagulation u. v. a. m. vorkommt.

Ist die Reaktionszeit aber verlängert, so kann dies mit einen Faktorenmangel, einer Heparinämie oder dem gerinnungshemmenden Effekt der Fibrinspaltprodukte ursächlich zusammenhängen.

Die K-Zeit verlängert sich infolge von infolge Heparinanwendung, im Zuge einer Faktorendefizienz v. a. von Fibrinogen, aber auch bei einer thrombozytären Funktionseinschränkung.

Eine verschmälerte maximale Amplitude (MA) ist bei Thrombopenien bzw. Thrombozytenfunktionsstörungen, Fibrinogenmangelzuständen, Dysfibrinogenämien und ebenso beim Einsatz diverser Antikoagulanzientherapien (z. B. mit Heparin) als Charakteristikum zu deuten. Ist die Amplitude 30 bzw. 60 min nach Erreichen der maximalen Amplitude auf unter 92 bzw. 85% gefallen, so liegt entweder eine Hyperfibrinolyse (z. B. DIC, Antiplasminmangel) oder ein Faktor-XIII-Mangel vor.

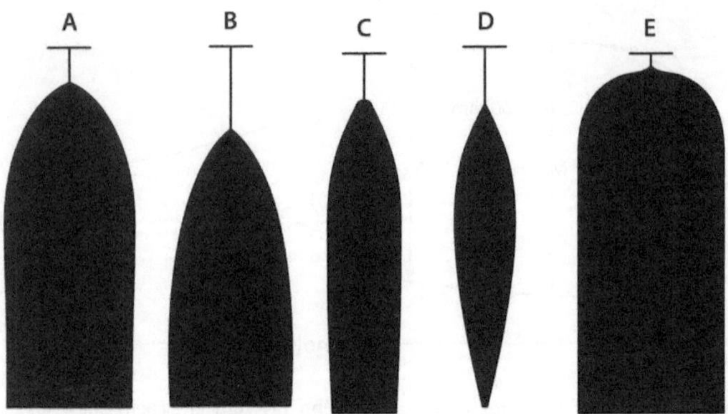

Abb. 3. Typische Thrombelastographiebefunde. *A* Normalbefund, *B* verlängerte Reaktionszeit und verlängerte K-Zeit, daher Hypokoagulationstendenz, *C* Thrombozytenfunktionsstörung oder Thrombopenie, *D* Hyperfibrinolyse, *E* Hyperkoagulationstendenz. (Aus Mallet u. Cox, mit freundlicher Genehmigung)

Im klinischen Alltag ist das pathologische Thrombelastogramm meist eine Mischform aus den oben angeführten Ursachen. Wurde der Gerinnungsablauf primär photokymographisch registriert und auf Bromsilberpapier dokumentiert, so folgte die Registrierung später auf Thermopapier. Nunmehr findet die Dokumentation der Thrombelastographie am Computer statt, wobei die bestehende Software sowohl graphische als auch numerische Normwerte liefert. Weiter gibt es Normwerttabellen, die sowohl an die verschiedenen Probenarten als auch an die diversen Startreagenzien adaptiert sind.

Schon früh fand die Thrombelastographie als Monitoring im Rahmen der Antikoagulanzientherapie sowohl mit nieder- als auch mit hochmolekularem Heparin Anwendung [12, 13]. Durch Zugabe von Heparinase (Flavobakterium-Heparinase) bzw. Protamin ermöglicht die Messung eine qualitative Aussage über die heparininduzierte Antikoagulation. Bleibt die mit einem dieser beiden Reagenzien versetzte Meßkurve im Vergleich zur Originalprobe unverändert, so ist kein Heparineffekt nachweisbar [21, 13]. Die routinemäßige Anwendung dieser Reagenzien vor allem im Bereich der Herz-Thorax-Chirurgie, im Rahmen der Lebertransplantation und auf der Intensivstation wird derzeit angeraten, um eine begleitende Hyperfibrinolyse zu erkennen. Spiess et al. [21] demonstrieren die ökonomischen Vorteile der In-vitro-Anwendung von Protamin gegenüber der von Heparinase. Das mittels Protamin antagonisierte TEG ist eine sensitive Methode in der Differentialdiagnose fibrinolytischer Zustandsbilder. Zur objektiven Abschätzung des Wirkprofils einer Therapie mit niedermolekularem Heparin bzw. endogenen Heparinfreisetzung, bekannt als Reperfusionssyndrom während Lebertransplantationen, ist die Anwendung von aus dem Flavobakterium hergestellten Heparinase unumgänglich.

Als Schwachpunkt der Methode muß derzeit noch der nicht mögliche Nachweis antiaggregatorischer Effekte von Acetylsalicylsäurederivaten und Prostaglandinen angeführt werden [7].

Die Popularität des Verfahrens im Rahmen der Herz-Thorax-Chirurgie geht v. a. auf die zahlreichen Publikationen von Spiess, McCarthy und Tuman, die sich mit diesem Verfahren während des Einsatzes der Herz-Lungen-Maschine auseinandersetzten, zurück. In den Vereinigten Staaten löst das mit Heparinase modifizierte Thrombelastographiemonitoring größtenteils die ACT ab. Vor allem die bessere Aussagekraft über postoperativ zu erwartende Blutungsübel wird von zahlreichen Autoren proklamiert, zumal das TEG gegenüber dem ACT v. a. bei den mit dem extrakorporalen Kreislauf assoziierten und überdurchschnittlich häufig auftretenden hämorrhagischen Diathesen infolge Thrombozytenfunktionsstörungen und Hyperfibrinolysen überlegen ist [13, 21, 22].

Die verhältnismäßig geringe Probenmenge ermöglicht auch den kontinuierlichen Einsatz dieses Meßprinzips in der Pädiatrie, wobei die Normwerte nicht mit denen des Erwachsenen übereinstimmen [15], sondern v. a. bei Kindern unter 12 Monaten einen beschleunigten Gerinnselaufbau (verkürzte R-Zeit) aufweisen. Die Normwerte adaptieren sich im Laufe der nächsten 12–24 Monate an die des Erwachsenen. Die Hauptanwendungsgebiete der Thrombelastographie im Rahmen der Kinderchirurgie sind im Bereich der Herz- und Leberchirurgie angesiedelt.

In einer rezenten Publikation [5] wurde das Verfahren als Sepsisscreeningtest bei Neugeborenen eingesetzt und war mit 96% Sensitivität bzw. Spezifität beim frühzeitigen Nachweis der Sepsis beim Neugeborenen überaus aussagekräftig.

Im Gegensatz zu herkömmlichen Gerinnungsmeßmethoden zeichnet sich das TEG durch die einfache Diagnose einer Hyperkoagulationstendenz aus und findet so bereits als postoperatives Thrombosescreening v. a. im Rahmen der Abdominalchirurgie in zahlreichen Zentren Anwendung. Caprini u. Gibbs [1, 4] dokumentierten unter Zuhilfenahme dieses Systems das Thromboserisiko v. a. in den ersten 4 postoperativen Tagen. Ruttmann [20] beschrieb erst kürzlich im Zusammenhang mit einer Hämodilution unter Zuhilfenahme des TEG eine gesteigerte Koagulabilität, deren Ursache noch völlig unklar ist. Die gravide Frau weist bis 1 Tag nach der Geburt selbst unter physiologischen Umständen eine Hyperkoagulationstendenz auf und hat damit ein enormes Thromboserisiko [22]. Zudem treten Komplikationen im Laufe der Schwangerschaft und peripartal vergesellschaftet mit Verbrauchskoagulopathien (z. B. Abruptio placentae, Fruchtwasserembolie, Eklampsie etc.) oder thrombozytär bedingten Blutungstendenzen (Eklampsie) auf, können aber mittels Thrombelastographie rasch identifiziert werden [18, 26]. Eine sehr interessante Variante bietet das TEG im Rahmen der temperaturadaptierten Erfassung des Gerinnungsvorgangs. Im Rahmen der Hypothermie [16, 25] wurden von einigen Autoren v. a. Hypokoagulationstendenzen mit verlängerter Reaktionszeit und schmaler maximaler Amplitude dokumentiert [2] und als Zeichen einer herabgesetzten enzymatischen Aktivität interpretiert. Demgegenüber stehen Beobachtungen einer hiesigen Arbeitsgruppe, die bei septischen Patienten im temperaturadaptierten TEG im Gegensatz zum normotherm eingestellten Thrombelastogramm Hyperfibrinolysen als Blutungsursache entlarven. Die Beobachtung, daß eine Wärmeapplikation Lysevorgänge verstärkt, wurde bereits von Mumme et al. [17] beschrieben und zur topischen Lysetherapie von peripheren Thromben während einer Streptokinaseanwendung ausgenutzt.

Gerade im Bereich der Lebertransplantation stellt die Thrombelastographie die State-of-the-art-Gerinnungsmeßmethode dar. Neben dem Monitoring der mit diesem Eingriff vergesellschafteten Blutungsneigung wird intraoperativ der In-vitro-Effekt diverser Gerinnungstherapeutika für die klinische Anwendung evaluiert. In diesem Zusammenhang sei wiederum die Heparinase erwähnt, da es bedingt durch lange Klemmzeiten zu endogenen, durch Heparin induzierten Blutungen kommen kann [8, 9, 10]. Kaufmann et al. [11] fanden heraus, daß es im Rahmen eines Polytrauma initial zu einer massiven Hyperkoagulationstendenz kommt, wie sie in einer Studie an 69 Schwerstverletzten nachweisen konnten. Dieses pathologische Erscheinungsbild dürfte auf die exzessive Freisetzung von Gewebethromboplastin zurückzuführen sein. Kaufmann dokumentierte ebenfalls die bessere prospektive Aussagekraft des TEG bezüglich der erforderlichen Blutkomponenten. In diesem Zusammenhang sollte auch auf die von einer hiesigen Arbeitsgruppe [3] dokumentierte gesteigerte Gerinnungstendenz bei Schädel-Hirn-Trauma-Patienten hingewiesen werden, wobei diese Patientengruppe eine erhöhte Inzidenz an Verbrauchskoagulopathien aufweist. Der meist bei Traumapatienten initial auftretenden Hypothermie kann meßtechnisch durch Temperaturadaptierung des TEG Rechnung getragen werden, so daß eine temperaturbedingte Gerinnungsstörung nachgewiesen und eine nicht indizierte Substitutionstherapie vermieden werden kann.

Zusammenfassend stellt die Thrombelastographie eine Vollblutmeßmethode dar, die im Rahmen der perioperativen Gerinnungsevaluierung ihren wahren Stellenwert erst teilweise eingenommen hat, zumal zahlreiche potentielle Anwendungsgebiete noch nicht als diese erkannt worden sind. Durch einfache Handhabung, simple Auswertung und verhältnismäßig geringen apparativen Aufwand besitzt die Thrombelastographie Attribute eines nahezu idealen intraoperativen On-line-Gerinnungsmeßgerätes. Trotzdem sei erwähnt, daß die Ergebnisse deskriptive Globalbefunde darstellen und als Einzeltest keine detaillierte Diagnose erlauben.

Die Autoren möchten sich bei Sue Mallet, MD, für die bereitwillige Zurverfügungstellung der Grafiken herzlich bedanken und v.a. bei Professor Martin ob dessen grenzenloser Geduld.

Literatur

1. Caprini JA, Arcelus JI, Laubach M, Size G, Hofmann KN, Coats RW, Blattner S (1995) Postoperative hypercoagulability and deep vein thrombosis after laparoscopic cholecystectomy. Surg Endosc 9:304–309
2. Douning LK, Ramsay MAE, Swygert TH, Hicks KN, Tillman Hein HA, Gunning TC, Suit T (1995) Temperature corrected thrombelastography in hypothermic patients. Anesth Analg 81:608–611

3. Felfernig MG, Kettner S, Seebach F, Weinstabl C, Zimpfer M (1995) Influence of hypothermic therapy on whole blood coagulation in patients with severe head injury. Anesthesiology V 83 [Suppl A 284]
4. Gibbs NM, Crawford GPM, Michalopoulos N (1994) Thrombelastographic patterns following abdominal aortic surgery. Anaesth Intensive Care 22:534–538
5. Grant HW, Hadley GP (1997) Prediction of neonatal sepsis by thrombelastography. Pediatr Surg Int 12:289–292
6. Hartert H (1948) Blutgerinnungsstudien mit der Thrombelastographie, einem neuen Untersuchungsverfahren. Klin Wochenschr 26:277–583
7. Heerden PVV, Gibbs NM, Michalopoulos (1997) Effect of low concentrations of prostacyclin on platelet function in vitro. Anaesth Intensive Care 25:343–346
8. Kang YG, Martin DJ, Marquez J et al. (1985) Intraoperative changes in blood coagulation and thromboelastographic monitoring in liver transplantation. Anesth Analg 64:888–896
9. Kang Y, Borland LM, Picone J, Martin LK (1989) Intraoperative coagulation changes in children undergoing liver transplantation. Anesthesiology 71:44–47
10. Kang YG (1993) Clinical use of synthetic antifibrinolytic agents during liver transplantation. Semin Thromb Hemost 19:258–261
11. Kaufmann CR, Dwyer KM, Crews JD, Dols SJ, Trask AL (1997) Usefullness of thrombelastography in assessment of trauma patient coagulation. J Trauma 42:716–722
12. Lee BK, Taha S, Trainor FS, Kavner D, McCann WJ (1980) Monitoring heparin therapy with thrombelastography and activated partial thromboplastin time. World J Surg 4:323–330
13. Mc Carthy RJ, Tuman KJ, El Ganzouri N, Ivankovich AD (1997) Influence of heparin reversal methods on whole blood thrombelastographic measures of coagulation. Anesth Analg 84:114
14. Mallet SV, Cox DJ (1992) Thrombelastography. Br J Anaesth 69:307–312
15. Miller BE, Bailey JM, Manusco TJ et al. (1997) Functional maturity of the coagulation system in children: An evolution using thrombelastography. Anesth Analg 84:745–748
16. Miller BE, Levy JH, Bailey JM, Tosone SR, Tam VR, Kanter KR (1997) Predicting and treating coagulopathies after cardiopulmonary bypass in children. Anesth Analg 85: 1196–1202
17. Mumme A, Kemen M, Homann HH, Zumtobel V (1993) Temperaturabhängigkeit der Fibrinolyse mit Streptokinase. Dtsch Med Wochenschr 118:1594–1596
18. Orlikowski CE, Rocke DA, Murray W, Gouws E, Moodley J, Kenoyer DG, Byrne S (1996) Thrombelastography changes in pre-eclampsia and eclampsia. Br J Anaesth 77:157–161
19. Reed RL, Johnston TD, Hudson JD, Fischer RP (1992) The disparity between hypothermic coagulopathy and clotting studies. J Trauma 35:465–469
20. Ruttmann TG, James MFM, Voljoen JF (1996) Haemodilution induces a hypercoagulable state. Br J Anaesth 76:412–414
21. Spiess BD, Wall MH, Gillies BS, Fitch JCK, Soltow LO, Chandler WL (1997) A comparison of thrombelastography with heparinase or protamine sulfate added in vitro during heparinized cardiopulmonary bypass. Thromb Haemost 78:820–826
22. Sharma SK, Philip J, Wiley J (1997) Thrombelastographic Changes in Healthy Parturients and Postpartum Women. Anesth Analg 85:94–98
23. Steib A, Gengenwin N, Freys G, Boudjema K, Levy S, Otteni JC (1994) Predictive factors of hyperfibrinolytic activity during liver transplantation in cirrhotic patients. Br J Anaesth 73:645–648
24. Tuman KJ, Spiss B, McCarthy R, Ivankovich AD (1987) Effects of Progressive Blood Loss on Coagulation as Measured by Thrombelastography. Anesth Analg 66:856–863
25. Valeri CR, MacGregor H, Cassidy G, Tinney R, Pompei F (1995) Effects of temperature on bleeding time and clotting time in normal male and female. Crit Care Med 23(4):698–704
26. Whitta RKS, Cox DJA, Mallet SV (1995) Thrombelastography reveals two causes of hemorrhage in HELLP syndrome. Br J Anaesth 73:464–468

KAPITEL 7

Thrombosetherapie: Immobilität vs. Mobilität

V. HACH-WUNDERLE

Die konsequente Durchführung einer medikamentösen und physikalischen Prophylaxe bei Patienten, die zeitweise einem erhöhten Thromboserisiko ausgesetzt sind, hat zu einer deutlichen Reduktion von thromboembolischen Komplikationen geführt. Dennoch ist die Bein- und Beckenvenenthrombose auch heute noch eine häufige und ernst zu nehmende Krankheit. Die Inzidenz von Venenthrombosen wurde von Anderson et al. [1] für die USA mit 48/100 000 Einwohner pro Jahr und die der Lungenembolien mit 23/100 000 pro Jahr angegeben. In anderen Regionen liegen die Fallzahlen bedeutend höher. So berichteten Nordström et al. [10] über Venenthrombosen in der Stadt Malmö von 159/100 000 Einwohner pro Jahr; die Daten ergaben sich aus einer prospektiven Studie mit phlebographischer Diagnostik.

Ein erhöhtes Thromboserisiko ist durch die Einwirkung von physiologischen Faktoren wie Lebensalter oder Schwangerschaft sowie durch krankhafte Einflüsse wie maligne Tumoren gegeben (Übersicht bei [6]).

Zu den gefürchteten Komplikationen der akuten Bein- und Beckenvenenthrombose zählen die Lungenembolie im Initialstadium und das postthrombotische Syndrom im weiteren Verlauf der Krankheit.

Antikoagulation bei akuter Venenthrombose

Die gerinnungshemmende Therapie mit Heparin stellt die wichtigste medikamentöse Maßnahme zur Verhütung der Progredienz einer Thrombose dar. Die Häufigkeit der tödlichen Lungenembolie wird dadurch auf 0,5–1% gesenkt. Invasive Behandlungsverfahren wie die Fibrinolyse und die Thrombektomie sind besonderen Krankheitsfällen vorbehalten.

In Deutschland sind zum gegenwärtigen Zeitpunkt *unfraktioniertes Heparin (UFH)* und zwei niedermolekulare Heparine (NMH, Tinzaparin = Innohep® und Nadroparin = Fraxiparin®) als Medikamente zur Therapie der Thrombose zugelassen. Bei der Behandlung mit UFH wird ein Bolus von 5000 IE intravenös appliziert. Anschließend erfolgt die *intravenöse Behandlung* mit einer initialen Richtdosis von 15–20 IE/kg Körpergewicht pro Stunde. Dabei wird eine Verlängerung der aktivierten partiellen Thromboplastinzeit (aPTT) auf das 2- bis 3fache des Ausgangswerts angestrebt. Die *subkutane Applikation* von UFH ist ebenso wirksam wie die intravenöse Behandlung. Als unabdingbare Voraussetzung gilt allerdings auch hierbei eine an das Körpergewicht adaptierte Dosierung und die Verabreichung in bestimmten Zeitintervallen. In der Regel ist die Applikation von 120–160 IE/kg Körpergewicht in 8stündlichen Zeitintervallen angemessen. Auch hier wird die aPTT zur laborchemischen Kontrolle eingesetzt. Nach 1–7 Tagen erfolgt der Übergang auf die orale Antikoagulation unter Beibehaltung der Heparinisierung. In Deutschland wird heutzutage vorzugsweise Phenprocoumon (Marcumar, Falithrom) eingesetzt, und zwar mit einer initialen Dosierung von 9 mg (3 Tabletten/Tag). Bei bekanntem Protein-C- oder Protein-S-Mangel sowie bei thromboembolischen Komplikationen im Rahmen einer heparininduzierten Thrombozytopenie sollte wegen der Gefahr einer Cumarinnekrose eine geringere Anfangsdosis gewählt werden. Die Heparinisierung wird beendet, sobald eine International-normalized-Ratio (INR) von 2 erreicht ist. In den folgenden Monaten ist eine INR von 2–3 anzustreben. Bei hohem Thromboserisiko ist individuell über eine stärkere Antikoagulation zu entscheiden.

In den deutschsprachigen Nachbarländern, in anderen europäischen Staaten und in den USA werden seit mehreren Jahren *niedermolekulare Heparine (NMH)* zur gerinnungshemmenden Therapie bei akuten Venenthrombosen eingesetzt. Die Substanzen Dalteparin, Enoxaparin und Nadroparin haben sich in größeren klinischen Studien als effektiv erwiesen. Die Medikamente wurden subkutan in den folgenden Dosierungen appliziert: Dalteparin (Fragmin) 1mal 200 IE/kg Körpergewicht pro Tag [7, 11], Enoxaparin (Clexane) 2mal 1 mg/kg Körpergewicht pro Tag [9] und Nadroparin (Fraxiparin) 8000–18000 anti-Xa-Einheiten pro Tag [8]. Seit kurzem sind die NMH Nadroparin (Fraxiparin®) und Tinzaparin (Innohep®) auch in Deutschland zur Therapie der Venenthrombose zugelassen. Demnächst ist mit dem Wirksamkeitsnachweis weiterer Medikamente zu rechnen. Außerhalb von Deutschland wird die orale Antikoagulation meistens früher eingesetzt, und zwar bereits am 1. oder 2. Tag der Heparinisierung.

Bettruhe vs. Mobilisierung bei akuter Venenthrombose

Die Verordnung von Bettruhe bei Patienten mit einer akuten Bein- und Beckenvenenthrombose basiert auf der Angst vor einer Lungenembolie. Derzeit liegen jedoch keine kontrollierten klinischen Studien vor, die für die ärztliche Entscheidung in dieser Situation herangezogen werden können. Die vorliegenden Daten lassen aber erkennen, daß eine kritische neue Bewertung der Thematik unerläßlich ist.

Aus pathologischer Sicht existieren einige Fakten, die gegen eine Immobilisierung eines zuvor mobilen Patienten mit tiefer Venenthrombose sprechen. Zunächst einmal ist davon auszugehen, daß die Verlangsamung der Blutströmung die Progression der Thrombose und damit auch die Emboliegefahr erhöht. Während der Immobilisierung treten Kreislaufumstellungen auf, und zwar eine Reduktion des zirkulierenden Blutvolumens und ein Anstieg des Hämatokritwerts. Vor allem bei älteren Menschen ist die Gefahr der Pneumo-

Abb. 1. Therapie mit niedermolekularem (NM-)Heparin ambulant vs. unfraktioniertem (UF-)Heparin stationär bei akuter proximaler Venenthrombose. (Nach Levine et al. 1996)

Komplikationen	NM-Heparin Enoxaparin s.c. 2 mal 1 mg / kg KG / Tag	UF-Heparin i.v.
Rezidiv. Thrombo-embolien in 3 Mon. (n)	13 / 247 5,3 %	17 / 253 6,7 %
Schwere Blutungen unter Heparin (n)	5 / 247 2,0 %	3 / 253 1,2 %
Krankenhaus-verweildauer (Tage)	1,1	6,5

OAC ab 2. Tag

Abb. 2. Therapie mit niedermolekularem (NM-)Heparin ambulant vs. unfraktioniertem (UF-)Heparin stationär bei akuter proximaler Venenthrombose. (Nach Koopman et al. (1996)

Komplikationen	NM-Heparin Nadroparin s.c. 8000-18000 aXaE / Tag	UF-Heparin i.v.
Rezidiv. Thrombo-embolien in 6 Mon. (n)	14 / 202 6,9 %	17 / 198 8,6 %
Schwere Blutungen in 3 Mon. (n)	1 / 202 0,5 %	4 / 198 2,0 %
Krankenhaus-verweildauer (Tage)	2,7	8,1

Nadroparin = Fraxiparin; OAC ab 1. Tag über 3 Monate

nie gegeben. Die Anstrengung auf der Bettschüssel ist bezüglich der Embolisierung von Thrombosen als gefährlich anzusehen.

Schulmann [13] ist bereits 1985 in einer Zusammenstellung der Literatur aus 11 einzelnen Studien der Frage nachgegangen, inwieweit sich die Immobilisierung von Patienten mit akuter Venenthrombose ungünstig auf den weiteren Krankheitsverlauf auswirkt. Bei Einhaltung von Bettruhe über 5 Tage war bei 26% der Patienten (n=92/357) eine Progredienz der Thrombose im Phlebogramm nachweisbar. Demgegenüber wiesen nur 1% (n=3/357) der Patienten ein vermehrtes Thrombuswachstum bei einer bis zu 2 Tage andauernden Immobilisierung auf.

Die kürzlich publizierten Studien von Levine et al. [9] und Koopman et al. [8] untersuchten die Effektivität von 2 verschiedenen subkutan verabreichten niedermolekularen Heparinen bei Patienten mit akuten proximalen Venenthrombosen (Abb. 1 und 2). Bezüglich der Rate an Thrombosen und Embolien ergaben sich keine signifikanten Unterschiede gegenüber der Kontrollgruppe, die mit unfraktioniertem Heparin intravenös behandelt wurde. In beiden Studien war die Verweildauer im Krankenhaus zugunsten der mit niedermolekularen Heparinen therapierten Patienten reduziert. Exakte Angaben zur Kompressionstherapie und zur Entscheidung zur Mobilisierung bzw. Immobilisierung der Patienten fehlen.

Blättler [2] berichtete 1991 erstmals über die ambulante Thrombosetherapie bei 49 Patienten. In 73% der Fälle war die femoropopliteale Strombahn in den Krankheitsprozeß einbezogen. Unter effizienter Antikoagulation, Kompressionstherapie und Mobilisierung ereignete sich nach durchschnittlich 19 Monaten keine klinisch relevante Lungenembolie.

	Lokalisation der TVT (n)		
	il.-fem. n = 212	fem.-pop. n = 302	krural n = 117
PE bei Aufnahme			
• gesamt	93/206 45 %	152/298 51 %	37/116 32 %
• symptomatisch	34/93 37 %	72/152 47 %	20/37 54 %
PE *neu*			
• nach 10 Tagen	14/201 7 %	16/293 6 %	3/112 3 %

Abb. 3. Mobilisierung von Patienten mit akuten Bein- und Beckenvenenthrombosen unter stationären Bedingungen. Ergebnisse bezüglich des Auftretens von Pulmonalembolien (PE). (Nach Partsch et al. 1997)

Partsch et al. [12] berichteten über ihr Behandlungskonzept der Fortsetzung einer Mobilisierung bei 631 primär mobilen Patienten mit akuten Bein- und Beckenvenenthrombosen. Die Thrombose wurde mit venösen Screeningverfahren gestellt und mit der bildgebenden Sonographie bestätigt. Bei unklaren Befunden wurde die Phlebographie eingesetzt. Alle Patienten erhielten einen exakt angelegten Kompressionsverband und eine an das Körpergewicht angepaßte Antikoagulation mit dem niedermolekularen Heparin Dalteprin (Fragmin) in einer Dosierung von 200 IE/kg Körpergewicht pro Tag. Während der gesamten stationären Überwachungsphase gehörten regelmäßige Gehübungen zum Behandlungskonzept. Bei 30% der Patienten lag eine Thrombose mit Beteiligung der Beckenvenenstrombahn vor (Abb. 3). In einem hohen Prozentsatz wurden szintigraphisch bereits Lungenembolien bei der Aufnahme in die Studie nachgewiesen. In den ersten 10 Behandlungstagen ereigneten sich neue Embolien bei 3% der Patienten mir kruraler, bei 6% mit femoropoplitealer und bei 7% mit ileofemoraler Ausdehnung der Thrombose; nur in 2 Fällen handelte es sich dabei um symptomatische Lungenembolien. Innerhalb von 4 Wochen nach stationärer Aufnahme verstarben 6 der insgesamt 631 Patienten (1%). Als Todesursachen wurden eine Lungenembolie bei gleichzeitiger kardialer Funktionsstörung (n=1), eine Pneumonie (n=1) und eine terminale Tumorkrankheit (n=4) angegeben; das Lebensalter der Patienten lag zwischen 75 und 87 Jahren. Auffallend häufig ließen sich Malignome im Gesamtkollektiv der Patienten nachweisen; bei den ileofemoralen Thrombosen lag der Prozentsatz bei 23%. Am häufigsten wurden Mamma- und Prostatakarzinome diagnostiziert. Die Untersuchungsergebnisse sprechen für eine Fortsetzung der Mobilisierung bei primär mobilen Patienten mit Bein- und Beckenvenenthrombosen unter stationären Bedingungen unter optimaler Antikoagulation und Kompressionstherapie.

Die klinische Erfahrung lehrt, daß Patienten nicht mobilisiert werden sollten, wenn die Thrombose während einer Phase auftritt, in der der Patient bettlägerig ist. Dazu zählt z.B. die postoperative Periode. Die Thromben sind noch nicht wandadhärent und bergen daher das Risiko der (fulminanten) Lungenembolie. Eine Immobilisierung über ca. 7 Tage erscheint in entsprechenden Situationen angezeigt.

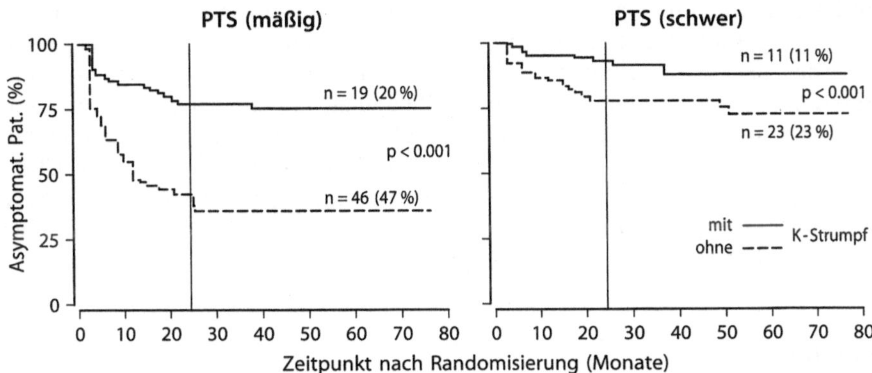

Abb. 4. Einfluß der Kompressionstherapie auf die Entwicklung von postthrombotischen Veränderungen (PTS) bei Patienten mit akuten Venenthrombosen. (Nach Brandjes et al. 1997)

Kompressionstherapie bei akuter Venenthrombose

Die Kompressionstherapie wurde 1910 von Fischer in Deutschland in das Behandlungskonzept der akuten Thrombose integriert. Sie führt zu einer Einengung der Venenstrombahn und damit zu einer Beschleunigung der Blutströmung. Das konnte kürzlich in neueren Untersuchungen bei gesunden Probanden mit Hilfe der Duplexsonographie belegt werden [3, 5]. Von der lokalen komprimierenden Wirkung auf einen Thrombus erhofft man sich eine schnellere Organisation und damit eine Verminderung der Emboliegefahr. Kontrollierte klinische Studien liegen zu der Thematik jedoch nicht vor.

In der akuten Phase der Thrombose wird meistens ein fixierter elastischer Verband mit Kurz- bis Mittelzugbinden vom Fuß bis zur Leiste angelegt. Sobald sich die peripheren Ödeme weitmöglichst zurückgebildet haben, wird ein Kompressionsstrumpf der Klasse II oder III angepaßt. In einer prospektiven Studie [4] wurde kürzlich bewiesen, daß die Inzidenz des postthrombotischen Syndroms bei regelmäßigem Tragen eines Kompressionsstrumpfes der Klasse III A–D innerhalb von 2 Tagen signifikant gesenkt werden kann im Vergleich zu einer Kontrollgruppe ohne Kompressionstherapie (Abb. 4). Bei 60% der insgesamt 194 Patienten lagen ausgedehnte Thrombosen in der kruralen, poplitealen und femoralen Strombahn vor mit annähernd gleicher Verteilung auf der Behandlungs- und der Kontrollgruppe. Bei der Studie ist kritisch anzumerken, daß die Bewertung nach einem klinischen Score erfolgte; objektive Untersuchungsverfahren zur Erfassung der postthrombotischen Veränderungen wurden nicht eingesetzt.

Zusammenfassung

Die wichtigste Behandlungsmethode bei der akuten Bein- und Beckenvenenthrombose besteht in einer an das Körpergewicht des Patienten angepaßten

Antikoagulation mit Heparin. Die gleichzeitige Kompressionsbehandlung erscheint aufgrund theoretischer Erwägungen und langjähriger Erfahrung sinnvoll. Die Fortsetzung einer Mobilisierung von primär mobilen Patienten mit akuten Venenthrombosen unter der Antikoagulation geht nach den vorliegenden Daten nicht mit einer höheren Komplikationsrate einher. Allerdings beziehen sich die bisherigen Erfahrungen vorwiegend auf die stationäre Überwachung. Wenn die Thrombose bei einem bettlägerigen Patienten auftritt, ist die Beibehaltung der Immobilisierung unter wirksamer Antikoagulation über einen Zeitraum von mindestens 7 Tagen erforderlich.

Literatur

1. Anderson FA, Wheeler HB, Goldberg RJ (1991) A population-based perspective of the hospital incidence and case-fatality rates of deep vein thrombosis and pulmonary embolism. Arch Intern Med 151:933–938
2. Blättler W (1991) Ambulatory care for ambulant patients with deep vein thrombosis. J Mal Vasc 16:137–141
3. Bohmeyer J, Otte HG, Stadler R (1996) Der Effekt von Antithrombosestrümpfen auf das tiefe Venensystem – duplexsonographische Messungen. Phlebologie 25:66–68
4. Brandjes DPM, Büller HR, Heijboer H et al. (1997) Randomised trial of effect of compression stockings in patients with symptomatic proximal-vein thrombosis. Lancet 349:759–762
5. Coleridge Smith PD, Hasty JH, Scurr JH (1991) Deep vein thrombosis: effect of graduated compression stockings on distension of the deep veins of the calf. Br J Surg 78:724–726
6. Hach-Wunderle V (1997) Epidemiologische Aspekte zur Venenthrombose und Lungenembolie. Med Welt 48:45–47
7. Holmström MC, Berlund MC, Granquist S, Bratt G, Törnebohm E, Lockner D (1992) Fragmin once or twice daily subcutaneously in the treatment of deep venous thrombosis of the leg. Thromb Res 67:49–55
8. Koopman MMW, Prandoni P, Piovella F (1996) Treatment of venous thrombosis with intravenous unfractionated heparin administered in the hospital as compared with subcutaneous low-molecular-weight heparin administered at home. N Engl J Med 334:682–687
9. Levine M, Gent M, Hirsh J et al. (1996) A comparison of low-molecular-weight heparin administered primarily at home with unfractionated heparin administered in the hospital for proximal deep-vein thrombosis. N Engl J Med 334:677–681
10. Nordström M, Lindblad B, Anderson H, Bergqvist D, Kjellström T (1994) Deep venous thrombosis and occult malignancy: an epidemiological study. BMJ 308:891–894
11. Partsch H, Oburger K, Mostbeck A, König B, Köhn H (1992) Frequency of pulmonary embolism in ambulant patients with pelvic vein thrombosis: a prospective study. J Vasc Surg 16:715–722
12. Partsch H, Kechavarz B, Mostbeck A, Köhn H (1997) Therapie der tiefen Beinvenenthrombose mit niedermolekularem Heparin, Kompressionsverbänden und Gehübungen. Med Welt 48:84–90
13. Schulman S (1985) Studies on the medical treatment of deep venous thrombosis. Acta Med Scand 704 [Suppl]:1–47

KAPITEL 8

Postoperative Antikoagulation

S. Haas

Der grundsätzliche Nutzen einer Thromboseprophylaxe ist inzwischen in Chirurgie, Gynäkologie und Urologie allgemein akzeptiert, unterschiedliche Auffassungen bestehen jedoch noch bezüglich der wirksamsten Methode und der Dauer einer medikamentösen Prophylaxe. Während man hinsichtlich der Methodik einen durch Studienergebnisse abgesicherten Trend zugunsten des Einsatzes von niedermolekularen Heparinen (NMH) feststellen kann, gibt es bei der Einschätzung des Nutzen-Risiko-Verhältnisses, das bei der Entscheidung für oder gegen eine Thromboseprophylaxe zu berücksichtigen ist, immer noch einige ungeklärte Fragen. Es ist z.B. unklar, bei welcher Risikokonstellation überhaupt eine Prophylaxe durchgeführt werden soll und welche Modalität in Frage kommt. Diese Risikokonstellation wird sowohl durch die durchzuführende Operation bzw. durch die Art und den Umfang des erlittenen Traumas, als auch durch die individuellen Risikofaktoren des Patienten bestimmt. Über den Einfluß der Art und des Schweregrades der Operation auf die Wahrscheinlichkeit der Entwicklung thromboembolischer Komplikationen konnte man in vielen Studien wertvolle Hinweise erhalten. Als Richtwerte gelten z.B. Thromboseraten von über 70% bei der chirurgischen Versorgung von Schenkelhalsfrakturen und bei anderen großen orthopädischen Eingriffen am Hüft- oder Kniegelenk und durchschnittlich 35% bei Unterschenkelfrakturen. Bei gynäkologischen, urologischen und allgemeinchirurgischen Eingriffen muß man mit einer Thrombosehäufigkeit von durchschnittlich 25–30% rechnen, wenn keine prophylaktischen Maßnahmen angewendet werden. Weitere Einzelheiten hierzu sind im nachfolgenden Abschnitt ausführlich ausgeführt.

Pathogenese venöser Thromboembolien und Thromboembolierisiko in der Traumachirurgie, Orthopädie und Allgemeinchirurgie

Patienten mit großen chirurgischen Eingriffen der unteren Extremität und Traumapatienten gelten als Hochrisikopatienten hinsichtlich thromboembolischer Komplikationen, denn alle 3 Faktoren der sog. Virchow-Trias werden bei diesen Patienten maximal beeinflußt. Ohne spezielle Thromboembolieprophylaxe wurden Thromboseraten von 40–84% nach elektivem Hüft- und Kniegelenkersatz mittels Phlebographie nachgewiesen, was auch mit einer unver-

Tabelle 1. Häufigkeiten von tiefen Venenthrombosen nach großen orthopädischen Eingriffen. (Nach [3])

	TVT gesamt [a] [%]	TVT proximal [a] [%]
Elekt. Hüft-TEP	45–57	23–36
Elekt. Knie-TEP	40–84	9–20
Hüftfraktur-Op.	36–60	17–36

[a] Daten aus Placebo-kontrollierten Studien mit phlebographischem Thrombosenachweis.

tretbar hohen Rate von klinischen und tödlichen Lungenembolien einhergehen kann. Trotz moderner chirurgischer Techniken und früher Mobilisation der Patienten besteht nach großen chirurgischen Eingriffen an der unteren Extremität ein hohes Thromboserisiko [1] (Tabelle 1). Auch kleinere Eingriffe bzw. weniger schwerwiegende Verletzungen der unteren Extremität können Thrombosen nach sich ziehen [15]. Obwohl nach Arthroskopien oder Bagatellverletzungen das trauma- bzw. operationsbedingte Thromboserisiko wesentlich geringer ist als bei Patienten mit Eingriffen am Hüftgelenk, kommt der individuellen Risikoeinschätzung der Patienten eine besondere Rolle zu.

Risikoabschätzung thromboembolischer Komplikationen

Expositionelles und dispositives Risiko des Patienten
Zur Manifestation einer Thrombose kommt es durch das Zusammenwirken von Exposition und Disposition. Die Exposition bedeutet dabei ein meist kurzdauerndes Ereignis, wie z. B. ein Operationstrauma oder eine Fraktur. Den Expositionsfaktoren ist gemeinsam, daß sie die Integrität der Gefäßwand beeinträchtigen, zur Einschwemmung von Gewebsflüssigkeit in die Blutbahn führen oder die Blutströmung verändern. Demgegenüber sind Dispositionsfaktoren in der Regel endogener Natur und bestehen längere Zeit, zuweilen lebenslang. Sie sind häufig humoraler Art, können jedoch auch in einer Veränderung der Gefäßwand oder der Blutströmung bestehen. Ihre Wirkung besteht darin, daß sie die Abwehr gegen eine Gerinnselbildung vermindern oder den Ablauf der Gerinnselbildung begünstigen oder beschleunigen. Zu einer Thrombose kommt es, wenn die Summe von Expositions- und Dispositionsfaktoren einen kritischen Wert (die sog. Manifestationsschwelle) überschreitet. Das gesamte thromboembolische Risiko eines chirurgischen Patienten, d. h. also das individuelle Risiko, ist daher nicht nur durch Art und Umfang des operativen Eingriffs oder der Verletzung (expositionelles Risiko) charakterisiert, sondern wird auch von den dispositiven patientenbezogenen Risikofaktoren bestimmt.

Abschätzung des individuellen Thromboserisikos
Zur Abschätzung des individuellen Thromboserisikos chirurgischer Patienten hat sich ein einfaches Schema in der klinischen Routine bewährt. Es handelt sich um eine zweidimensionale Darstellung (Abb. 1), in der einerseits das ex-

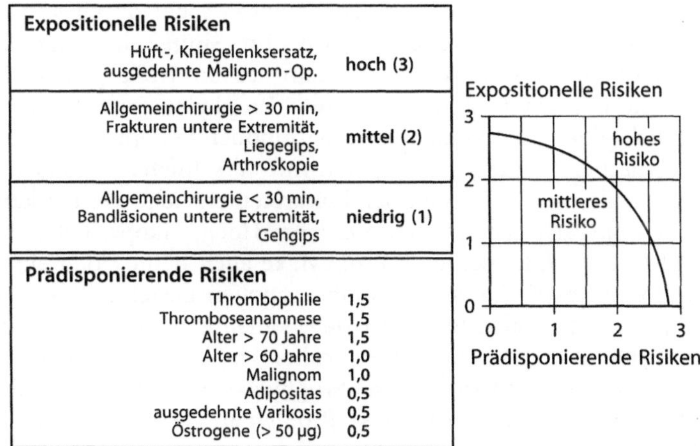

Abb. 1. Individuelle Risikobestimmung

positionelle Risiko (Art und Umfang des Eingriffs) und andererseits die patientenbezogenen prädisponierenden Risiken (Thrombophilie, anamnestisch bekannte Thromboembolien, Alter, Malignom, Adipositas, Varikosis, Östrogentherapie) berücksichtigt werden. Das Schema ist das Ergebnis zahlreicher Expertengespräche, in denen die Ergebnisse der einschlägigen klinischen Studien analysiert wurden. Die Grundlage für dieses Diagramm wurde durch eine numerische Bewertung (Punktezahl von 0,5 bis 3,0) der Relevanz der verschiedenen prädisponierenden Risikofaktoren anhand gesicherter Daten aus der Literatur geschaffen, das expositionelle Risiko wurde aus Gründen der Praktikabilität nur in 3 Kategorien eingeteilt. Bei der praktischen Anwendung wird die Abschätzung des individuellen Thromboserisikos durch die Auftragung der Summe der prädisponierenden Risikofaktoren gegen das expositionelle Risiko in einem zweidimensionalen Koordinatenkreuz vorgenommen. Das Gesamtrisiko ist dann im Schnittpunkt als hohes oder mittleres Risiko ablesbar und gibt damit dem für die Prophylaxe verantwortlichen Arzt einen Anhaltspunkt bei seiner Entscheidung für oder gegen die Durchführung einer Thromboseprophylaxe (Abb. 1). Näheres hierzu wurde kürzlich in einem separaten Beitrag publiziert [10].

Medikamentöse prophylaktische Maßnahmen in der Unfallchirurgie, Orthopädie und Allgemeinchirurgie

Wegen der multifaktoriellen Thrombogenese sollten prophylaktische Maßnahmen ebenfalls multifaktoriell ausgerichtet sein, abgesehen davon, daß der Beeinflussung nur eines Faktors wegen unerwünschter Nebenwirkungen Grenzen gezogen sind. So kann die Beeinflussung der Bluteigenschaften, wie z. B. der Blutgerinnung durch Antikoagulanzien, nur in dem Ausmaß erfolgen, daß eine Verhütung von Thrombosen nicht durch schwere hämorrhagische Komplikationen erkauft wird. Im Sinne einer möglichst effizienten Thromboembolieprophylaxe erscheint es sinnvoll, physikalische Basismaßnahmen mit einer medikamentösen Prophylaxeform zu kombinieren. Hinsichtlich einer medikamentösen Thromboembolieprophylaxe hat eine Plethora klinischer Studien gezeigt, daß mit verschiedenen Pharmaka eine signifikante Senkung der Thromboembolieraten erreicht werden kann, obwohl nach großen operativen Eingriffen oder bei Hochrisikopatienten in der Traumatologie trotz medikamentöser Prophylaxe auch heute noch ein unverhältnismäßig hohes Restrisiko von Thromboembolien besteht. Dieses Restrisiko erhöht sich, wenn die Patienten unter dem zunehmenden Kostendruck der stationären Behandlungskosten immer früher aus dem Krankenhaus entlassen werden und eine medikamentöse Prophylaxe in der Regel zum Zeitpunkt der Entlassung beendet wird. Diese Problematik wird im Kapitel „Poststationäre Thromboseprophylaxe" gesondert diskutiert.

Medikamentöse Prophylaxe bei elektivem Hüftgelenkersatz

Zahlreiche verschiedene Prophylaxeschemata sind bei Patienten mit elektivem Hüftgelenkersatz untersucht worden, und in einer Literaturübersicht von Clagett et al. sind die Ergebnisse aus Studien mit phlebographisch kontrolliertem Thrombosenachweis zusammengefaßt (Tabelle 2). Hieraus ist leicht zu erkennen, daß die pauschalierte Gabe von niedermolekularen Heparinen (NMH) neben einer laboradjustierten Gabe von unfraktioniertem Heparin (UFH) die stärkste Risikoabsenkung bewirkt. Zweifelsohne zählt die aPTT-kontrollierte Gabe von Heparin zu den effizientesten Prophylaxeformen, jedoch sollte berücksichtigt werden, daß die in Tabelle 3 angegebene relative Risikoverminderung von 78% auf dem Mittelwert von 3 klinischen Studien an insgesamt nur 116 Patienten beruht und diesen Zahlen ein Mittelwert aus 16 Studien mit niedermolekularen Heparinen unter Einschluß von 2571 Patienten gegenübersteht. Somit kann die angegebene Risikoverminderung von 78% bzw. 71% als klinisch äquivalent angesehen werden, was auch aus dem wesentlich engeren 95%-Konfidenzintervall in der NMH-Gruppe hervorgeht. Die klinische Praxis hat gezeigt, daß eine aPTT-adjustierte Gabe von UFH in der Regel aus Praktikabilitätsgründen auf den peri- und unmittelbar postoperativen Zeitraum beschränkt bleibt und zu einem späteren Zeitpunkt auf einmal tägliche Gaben von NMH umgestellt wird. In einem direkten Vergleich von pauschaliert verabreichtem NMH und laboradjustierter Heparingabe konnten Dechavanne et al. sogar eine bessere Wirkung von niedermolekularem Heparin zeigen [3]. Im Gegensatz zur aPTT-kontrollierten Heparingabe bewirkt das konventionelle „Low-dose-Heparinregime" jedoch nur eine unzureichende Risikoverminderung beim elektiven Hüftgelenkersatz, was auch in direkten Vergleichsstudien mit niedermolekularem Heparin bestätigt werden konnte. Nurmohamed et al. und Leizorovicz et al. konnten in 2 Metaanalysen eine signifikant bessere antithrombotische Effizienz von NMH zeigen [13, 14].

Tabelle 2. Häufigkeiten von tiefen Venenthrombosen nach allgemeinchirurgischen, urologischen und gynäkologischen Eingriffen. (Nach [11])

	Studien (n)	Patienten (n)	TVT[a] [%]	95% KI[b]
Abdominale Allgemeinchirurgie	54	4310	25	24–26
Transurethrale Prostatektomie	3	150	9	5–15
Gynäkologie				
– Malignomchirurgie	4	297	22	17–26
– benigne Erkrankungen	4	460	14	11–17

[a] Daten aus placebokontrollierten Studien mit Radiofibrinogentest als Thrombosenachweis.
[b] Konfidenzintervall.

Tabelle 3. Verminderung des relativen Risikos von TVT nach elektivem Hüftgelenkersatz durch verschiedene Prophylaxeschemata. (Nach [3])

Prophylaxeschema	Studie (n)	Patienten (n)	TVT (n)	Inzidenz[a] [%]	95% KI[b]	Relative Risikoverminderung [%]
Placebo	13	655	332	51	47–55	–
Low-dose-Heparin	6	257	88	34	29–40	32
Laboradjustiertes Heparin	3	116	13	11	5–17	78
Niedermolekulare Heparine	16	2571	382	15	14–16	71
Low-intensity orale Antikoagulation	4	637	127	20	17–23	61
Two-step-Warfarin	2	156	43	28	21–35	45
Aspirin	6	357	200	56	51–61	–
Dextran 70	5	229	68	30	24–36	41
Intermittierende pneumatische Kompression	4	359	80	22	18–27	57
Antithrombosestrümpfe	2	137	52	38	30–46	25

[a] Daten aus Placebo-kontrollierten Studien mit phlebographischem Thrombosenachweis.
[b] Konfidenzintervall.

Auch orale Antikoagulanzien sind hinsichtlich ihrer antithrombotischen Wirkung beim elektiven Hüftgelenkersatz untersucht worden, wobei die Dosis in der Regel im sogenannten „Low-intensity-Bereich" lag. Hierunter ist eine INR von 2,0–3,0 zu verstehen, was jedoch ebenso wie die laborkontrollierte Gabe von Heparin eine engmaschige Kontrolle der Laborwerte erfordert. Hinsichtlich des optimalen Zeitpunkts für den Beginn der Therapie mit oralen Antikoagulanzien gibt es keine verbindlichen Angaben. In den meisten Studien wurde die 1. Dosis am Abend vor dem operativen Eingriff verabreicht, jedoch wurde auch eine 2phasige Therapie beschrieben, die eine 14tägige Vorbehandlung mit einer INR von 1,5–2,0 und eine postoperative Steigerung auf eine INR von 2,0–3,0 beinhaltet [6, 7]. Dieses komplizierte Vorgehen erbrachte jedoch keine bessere Wirkung, was auch aus den Zahlen in Tabelle 3 deutlich zu erkennen ist. Der Vorteil einer „Low-intensity-Anti-

Tabelle 4. Verminderung des relativen Risikos von TVT nach elektivem Kniegelenkersatz durch verschiedene Prophylaxeschemata. (Nach Clagett et al. [3])

Prophylaxeschema	Studie (n)	Patienten (n)	TVT (n)	Inzidenz[a] [%]	95% KI[b]	Relative Risiko-verminderung [%]
Placebo	4	116	71	61	52–70	–
Low-dose-Heparin	1	225	77	34	28–40	44
Niedermolekulare Heparine	7	1354	399	30	28–32	51
Low-intensity-Warfarin	5	1033	486	47	44–50	23
Aspirin	1	27	21	79	64–94	–
Intermittierende pneumatische Kompression	4	366	41	11	9–14	82

[a] Daten aus Placebo-kontrollierten Studien mit phlebographischem Thrombosenachweis.
[b] Konfidenzintervall.

koagulation" mit Cumarinderivaten liegt in der Möglichkeit einer problemlosen Verlängerung der Prophylaxe nach der Entlassung aus dem Krankenhaus.

Die antithrombotische Wirkung von Aspirin wird in der Literatur kontrovers diskutiert. Während eine Metaanalyse der Antiplatelet Trialists' Group [1] einen signifikant besseren Effekt als Placebo beschrieb, konnten andere Arbeitsgruppen dies nicht bestätigen. Hierzu sei jedoch angemerkt, daß die Metaanalyse alle verfügbaren Studien zusammenfaßt, in denen sehr heterogene diagnostische Methoden zum Thrombosenachweis verwendet worden waren. Die Studien mit phlebographisch gesichertem Thrombosenachweis konnten keine Risikoabsenkung nachweisen (vgl. Tabelle 3).

Eine Prophylaxe mit Dextran hat ebenfalls keine ausreichende Wirkung beim elektiven Hüftgelenkersatz.

Medikamentöse Prophylaxe bei elektivem Kniegelenkersatz

Der elektive Kniegelenkersatz ist mit einem noch höheren Thromboserisiko behaftet als der elektive Hüftgelenkersatz. In 4 Studien konnte unter Einsatz der intermittierenden Kompression eine Absenkung des relativen Risikos von 82% im Vergleich zur Placeboverabreichung nachgewiesen werden (Tabelle 4). Beim Einsatz dieser Methode muß jedoch eine kontinuierliche Behandlung der Patienten gewährleistet sein, die nur während der Mobilisation unterbrochen werden sollte.

Low-dose-Heparin und Aspirin haben ähnlich wie beim elektiven Hüftgelenkersatz nur marginale Effekte, auch eine „Low-intensity-Dosierung" von oralen Antikoagulanzien ist nicht empfehlenswert (Tabelle 4).

Unter den medikamentösen Prophylaxeschemata haben niedermolekulare Heparine auch beim elektiven Kniegelenkersatz den höchsten Stellenwert, wobei hier ebenfalls pauschalierte Dosierungen eingesetzt werden, die keine

Tabelle 5. Verminderung des relativen Risikos von TVT nach Hüftfraktur-Operation. (Nach Clagett et al. [3])

Prophylaxeschema	Studie (n)	Patienten (n)	TVT (n)	Inzidenz[a] [%]	95% KI[b]	Relative Risikoverminderung [%]
Placebo	9	381	181	48	43–53	–
Low-dose-Heparin	2	59	16	27	17–38	44
Niedermolekulare Heparine	5	437	119	27	23–31	44
Low-intensity-Warfarin	5	239	58	24	19–29	50
Aspirin	3	171	58	34	27–44	29

[a] Daten aus Placebo-kontrollierten Studien mit phlebographischen Thrombosenachweis.
[b] Konfidenzintervall.

laborabhängigen Korrekturen erfordern. Die Ergebnisse aus 7 phlebographisch kontrollierten Studien sind in Tabelle 4 zusammengefaßt.

Medikamentöse Prophylaxe bei Hüftfrakturen

An eine medikamentöse Prophylaxe bei operativ versorgten hüftgelenknahen Femurfrakturen sind wegen des erhöhten Blutungsrisikos der in der Regel älteren Patienten zusätzliche Anforderungen zu stellen. Sie darf keinesfalls das Risiko von revisionsbedürftigen Wundhämatomen erhöhen oder die Gefahr von Sickerblutungen verstärken und muß andererseits wegen der traumabedingten Freisetzung von Gewebsthromboplastin eine ausreichende Inhibition des aktivierten Hämostasepotentials bewirken. Im Vergleich zum elektiven Hüft- und Kniegelenkersatz liegen bei Hüftfrakturen insgesamt wesentlich weniger Studien mit objektiv nachgewiesenen Thromboseraten zur Beurteilung von Wirksamkeit und Verträglichkeit verschiedener prophylaktischer Maßnahmen vor. Auch hier hatte die Gabe von Aspirin offensichtlich den schwächsten Effekt, obwohl auch der Einsatz von Low-dose Heparin, niedermolekularem Heparin und „Low-intensity-Dosierung" von oralen Antikoagulanzien keine zufriedenstellende Senkung des relativen Thromboserisikos gezeigt hat. Die Aussage zur Wirkung von Low-dose-Heparin basiert jedoch nur auf 2 kleinen klinischen Studien mit insgesamt 59 Patienten, was keine klaren Schlußfolgerungen erlaubt (Tabelle 5).

Die Gabe von niedermolekularem Heparin ist trotz des verbesserungswürdigen Ergebnisses hinsichtlich der Absenkung des relativen Thromboserisikos die derzeit am besten abgesicherte Prophylaxeform, die auch von seiten des Blutungsrisikos uneingeschränkt empfohlen werden kann [3, 4, 5, 11]. Roise et al. haben im Rahmen einer Pilotstudie einen direkten Vergleich verschiedener Präparate geprüft und kamen zum Schluß, daß die üblicherweise im Hochrisikobereich bei elektiven Eingriffen verwendeten Dosierungen auch bei Hüftfrakturen eingesetzt werden können [17].

Tabelle 6. Häufigkeiten von TVT in der Traumatologie. (Nach Clagett et al. [3])

Autor	Frakturen [a] [%]	TVT [%]	Endpunkt
Sevitt u. Gallagher	58 (46)	81/125 (65)	Autopsie
Freeark et al.	84 (68)	44/124 (35)	Phlebographie
Nylander et al.	15 (100)	7/15 (47)	Phlebographie
Willen et al.	38 (100)	8/38 (21)	Phlebographie
Kudsk et al.	12 (32)	24/38 (63)	Phlebographie
Geerts et al.	181 (52)	201/349 (58)	Phlebographie
Mittlere Inzidenz	388 (56)	365/689 (53)	

[a] Frakturen des Beckens oder der unteren Extremität.

Medikamentöse Prophylaxe beim Polytrauma

Während die hohe Thromboserate bei Hüftfrakturen und Frakturen der unteren Extremität gut dokumentiert ist, sind diesbezügliche Zahlen bei anderen Patientenpopulationen der Traumachirurgie weniger verläßlich. Dies liegt in der Natur der Heterogenität dieses Patientengutes, d.h. Art und Umfang der Verletzung, und sonstige Begleitumstände, wie Zeitpunkt der operativen Versorgung und vorbestehende Erkrankungen, spielen eine wichtige Rolle, sind aber unter Studienbedingungen nicht standardisierbar. Dementsprechend groß ist die Schwankungsbreite der mit objektiven Nachweisverfahren ermittelten Thrombosehäufigkeiten (Tabelle 6). Die größte prospektive Traumastudie mit phlebographischer Thrombosediagnostik wurde von Geerts et al. durchgeführt, wobei ohne prophylaktische Maßnahmen bei Patienten mit schwerem Trauma 58% tiefe Beinvenenthrombosen nachgewiesen werden konnten. Eine Stratifizierung des Patientengutes hinsichtlich Mono- oder Polytrauma zeigte die höchsten Thromboseraten bei Wirbelsäulenverletzungen und Frakturen der unteren Extremität. Bei ausschließlicher Verletzung der Wirbelsäule wurden 68% und bei alleiniger Fraktur der unteren Extremität 66% Thrombosen ermittelt. Bei Kombinationen von Frakturen der unteren Extremität mit weiteren Verletzungen, wie z.B. Kopf-, Thorax- oder Wirbelsäulentrauma oder Verletzungen des Abdomens, lagen die Thrombosezahlen in allen Fällen über 70% [8]. Nachdem in den meisten europäischen Ländern üblicherweise eine medikamentöse Thromboembolieprophylaxe in der Traumachirurgie seit vielen Jahren durchgeführt wird, wurden die Zahlen der Arbeitsgruppe von Geerts et al. in der jüngsten Literatur lebhaft diskutiert, und inzwischen hat dieselbe Arbeitsgruppe eine Vergleichsstudie von Low-dose Heparin und niedermolekularem Heparin publiziert. Auch diese Studie wurde an Patienten mit schwerem Trauma (Schweregradscore >9) durchgeführt, und der Thrombosenachweis erfolgte ebenfalls durch bilaterale Phlebographie. Insgesamt wurde eine statistisch signifikant geringere Thromboserate in der NMH-Gruppe gefunden (44% vs. 31%), jedoch wurde in der Kontrollgruppe nur 2mal täglich 5000 IE Heparin verabreicht [9]. Diese Ergebnisse bestätigen die mittlerweile weit verbreitete Gabe von niedermolekularem Heparin bei diesen Hochrisikopatienten, jedoch ist auch weiterhin bei Schädel-Hirn-Verletzungen größte Vorsicht geboten. Intrakranielle Blutungen müssen in jedem Fall durch eine adäquate Diagnostik vor der Gabe von Antikoagulanzien ausgeschlossen werden.

Medikamentöse Prophylaxe in der Allgemeinchirurgie

In der Allgemein-, Thorax- und Abdominalchirurgie hat sich die medikamentöse Thromboembolieprophylaxe mit niedrig dosiertem unfraktioniertem Heparin oder niedermolekularen Heparinen gleichermaßen bewährt. Ihre Wirksamkeit und Verträglichkeit bezüglich einer erhöhten Blutungsbereitschaft wurden in zahlreichen randomisierten klinischen Studien einwandfrei belegt. Bei mittlerem und hohem Thromboembolierisiko (vgl. Abb. 1) sollte immer eine medikamentöse Prophylaxe durchgeführt werden, wenn nicht vorbestehende oder erworbene hämorrhagische Diathesen eine Kontraindikation darstellen. Bei Hochrisikopatienten in der Allgemeinchirurgie, z.B. ausgedehnten malignomchirurgischen Eingriffen, ist den niedermolekularen Heparinen der Vorzug zu geben. Die Prophylaxe bedarf keiner routinemäßigen Laborkontrollen.

Subkutan appliziertes niedrig dosiertes Heparin ist bei 8- und 12stündlicher Applikation gleich wirksam und hat ein gleich niedriges Blutungsrisiko.

Niedermolekulare Heparine sind in der vorgeschriebenen Dosierung dem niedrig dosierten Heparin in ihrer prophylaktischen Wirkung mindestens ebenbürtig, zum Teil sogar überlegen. Sie haben kein vermehrtes, aber auch kein geringeres Blutungsrisiko gegenüber unfraktioniertem Heparin. Es genügt eine einmalige subkutane Applikation pro 24 h [4]. Wird nach größeren Eingriffen eine postoperative Intensivbehandlung notwendig, erfolgt die initiale Thromboembolieprophylaxe zweckmäßigerweise über eine intravenöse Dauerinfusion mit niedrig dosiertem unfraktioniertem Heparin.

Poststationäre Prophylaxe

Im Gegensatz ·zur Thromboserate während des stationären Aufenthaltes ist die Häufigkeit von Thrombosen nach der Entlassung aus dem Krankenhaus erst in einigen Studien untersucht worden. Dies mag zum einen daran liegen, daß man dies früher nicht als wirkliches Problem erkannt hatte, andererseits aber sicher auch daran, daß das Auftreten später thromboembolischer Komplikationen den Klinikern oftmals nicht zur Kenntnis gelangte. Die ersten verläßlichen Hinweise, daß tiefe Venenthrombosen und Lungenembolien nach stationärer Behandlung doch häufiger sind als vorher angenommen wurde, wurden in einer bereits im Jahre 1961 erschienenen Arbeit von Sevitt u. Gallagher gegeben; die durch Autopsien gefundene durchschnittliche Häufigkeit von tiefen Venenthrombosen der unteren Extremität einschließlich Becken nach Verletzungen und Verbrennungen betrug 65%, wobei die Häufigkeitsverteilung hauptsächlich vom Alter und von der Dauer der Immobilisierung abhing. Für ältere und mehr als 4 Tage bettlägerige Patienten wurde eine größere Inzidenz von Thrombosen gefunden. Interessant ist, daß die Thromboseinzidenz praktisch unabhängig von der Art der Verletzung war und daß etwa 2 von 3 autoptisch festgestellten Thrombosen klinisch stumm geblieben waren. Die meisten Thrombosen wurden in den Wadenvenen diagnostiziert, wobei in manchen Fällen die Thrombosen beiderseits gefunden wurden. Die Ergebnisse dieser Untersuchungen unterstützen die These, daß die venöse Stase als wichtige Ursache für die Entstehung einer tiefen Venenthrombose angesehen werden muß. Lungenembolien wurden bei etwa 20% aller Autopsien gefunden, wobei bei allen betroffenen Patienten auch tiefe Venenthrombosen festgestellt wurden. Etwa die Hälfte aller Lungenembolien traten in den ersten 2 Wochen nach der Verletzung auf, jedoch ereigneten sich tödliche Lungenembolien mit klinischer Symptomatik auch noch 4 Monate nach einem Trauma. Wichtig ist die Feststellung, daß etwa die Hälfte aller tödlichen Embolien ohne Warnzeichen (z. B. klinische Anzeichen für eine tiefe Venenthrombose) auftraten, was von den Autoren schon damals als dringendes Argument für die Notwendigkeit einer generellen Thromboseprophylaxe verstanden wurde [18]. Zwei kürzlich publizierte, prospektiv durchgeführte Doppelblindstudien beschäftigen sich ausführlich mit der Problematik der poststationären Prophylaxe nach elektivem Hüftgelenkersatz. Bergqvist et al. behandelten 262 Patienten während des stationären Aufenthaltes von durchschnittlich 10–11 Tagen mit einmal täglichen Gaben von NMH und randomisierten die Patienten am Entlassungstag in eine Gruppe, die kontinuierlich bis zu einem Monat nach der Operation NMH erhielten, und eine Gruppe, die bis zu demselben Zeitpunkt mit Placebo weiterbehandelt wurde. Ein Monat nach der Operation wurde bei allen Patienten eine bilaterale Phlebographie durchgeführt und bei 39% der mit Placebo und 18% der mit NMH weiterbehandelten Patienten eine tiefe Venenthrombose nachgewiesen. Der Unterschied war mit $p < 0{,}001$ statistisch hochsignifikant. Auch die Rate proximaler Thrombosen war mit 24% in der Placebogruppe und 7% in der NMH-Gruppe hochsignifikant unterschiedlich [2]. In dieser Studie konnte jedoch nicht die Frage beantwortet werden, inwieweit die Thrombosen bereits während des stationären Aufenthaltes unter laufender NMH-Prophylaxe nachweisbar gewesen wären, oder ob sie erst nach der Entlassung aus dem Krankenhaus entstanden sind. Diese Fragestellung war primäres Prüfziel einer französischen Doppelblindstudie, in der Patienten mit elektivem Hüftgelenkersatz während des stationären Aufenthaltes mit einmal täglicher NMH-Prophylaxe behandelt und vor der Entlassung phlebographisch untersucht wurden. In die nachfolgende Vergleichsstudie wurden nur Patienten aufgenommen, bei denen mittels bilateraler Phlebographie eine Thrombose ausgeschlossen werden konnte. Diese Patienten wurden prospektiv, randomisiert und doppelblind entweder mit einmal täglichen Gaben von NMH oder Placebo für einen Zeitraum von 21 Tagen weiterbehandelt. Nach dieser 3wöchigen

Behandlungszeit wurde eine zweite beidseitige Phlebographie durchgeführt. Die Auswertung der Phlebographien von 173 Patienten ergab signifikant weniger Thrombosen in der NMH-Gruppe (7,1%) im Vergleich zur Placebogruppe (19,3%). Eine distale Thrombose wurde bei 1 Patienten der NMH-Gruppe (1,2%) und 10 Patienten der Kontrollgruppe (11,4%) gesehen; der Unterschied war ebenfalls statistisch signifikant. Eine proximale Thrombose zeigte sich in der NMH-Gruppe in 5 Fällen (5,9%) und bei 7 Patienten der Placebogruppe (7,9%). In keiner Gruppe wurde eine Lungenembolie beobachtet [16]. Diese Studie hat deutlich gezeigt, daß die Gefahr der Thromboseentstehung keinesfalls auf den stationären Behandlungszeitraum begrenzt ist, d.h. in jedem Einzelfall sollte bei der Entlassung neu entschieden werden, ob eine Fortführung der medikamentösen Prophylaxe sinnvoll erscheint. Weitere Studien sind jedoch notwendig, um eine Nutzen-Risiko-Abwägung einer posthospitären medikamentösen Thromboembolieprophylaxe verläßlicher durchführen und die notwendige Prophylaxedauer sicherer abschätzen zu können. Leider gibt es hierzu keine verläßlichen Parameter oder Labortests, so daß auch weiterhin Erfahrung und Urteilsvermögen des verantwortlichen Arztes bei der Entscheidung für oder gegen eine Fortführung der Thromboembolieprophylaxe eine wichtige Rolle spielen.

Zusammenfassung und Schlußfolgerung

Traumapatienten und Patienten mit elektiven orthopädischen Eingriffen der unteren Extremität gelten als sog. Hochrisikopatienten hinsichtlich thromboembolischer Komplikationen und sollten unbedingt eine medikamentöse Prophylaxe erhalten. Für die Orthopädie lauten die Empfehlungen hinsichtlich einer medikamentösen Thromboembolieprophylaxe in vielen Punkten ähnlich wie für die Allgemeinchirurgie, im einzelnen wie folgt:

* Thrombozytenaggregationshemmer werden wegen unzureichendem Wirksamkeitsnachweis nicht zur Prophylaxe von tiefen Beinvenenthrombosen empfohlen.
* Dextran ist nur mäßig wirksam und beinhaltet die Risiken der Volumenüberladung und anaphylaktoiden Reaktionen trotz Haptenvorbehandlung.
* Die sog. Low-dose-Heparinprophylaxe mit pauschalierten Dosierungen von 2- bis 3mal täglich 5000 IE ist nur mäßig wirksam.
* Eine Erhöhung der Heparindosis erhöht das Blutungsrisiko.
* Durch eine Adjustierung der Heparindosis an verschiedene Gerinnungsparameter kann die Wirksamkeit gesteigert werden, jedoch ist die Handhabung dieser Prophylaxe aufwendig. Pauschalierte Minidosierungen von oralen Antikoagulanzien ohne Laborkontrollen sind ineffizient und nicht empfehlenswert.
* Eine Adjustierung der Dosis von oralen Antikoagulanzien an eine definierte INR (International Normalized Ratio) verbessert die Wirksamkeit, ist aber aufwendig in der Handhabung.

● Fixierte Dosierungen von niedermolekularen Heparinen sind derzeit am wirksamsten. Allerdings müssen Wirksamkeit und Verträglichkeit von jedem Präparat separat nachgewiesen werden.

Diese Empfehlungen gelten auch für die Traumatologie, obwohl die Empfehlungen für diese Indikation durch eine geringere Zahl klinischer Studien abgesichert ist.

Zusammenfassend kann gesagt werden, daß die bisher in Vergleichsstudien individuell getesteten niedermolekularen Heparine bezüglich ihrer antithrombotischen Wirksamkeit bei einmaliger Applikation pro Tag einer mehrfach täglichen Gabe von UFH zumindest ebenbürtig, zum Teil sogar überlegen sind. Nach dem derzeitigen Kenntnisstand kann somit eine Prophylaxe mit NMH für die Traumachirurgie, Orthopädie und Allgemeinchirurgie empfohlen werden [3, 4, 5, 11]. Die größte Reduktion des relativen thromboembolischen Risikos gelingt offenbar bei besonders gefährdeten Patienten, d. h. bei Patienten, die trotz niedrig dosierter Heparingabe immer noch eine hohe Rate thromboembolischer Komplikationen aufweisen. Zu einer ähnlichen Aussage kommen weitere Arbeitsgruppen, die die Ergebnisse der bisher verfügbaren Literatur in Form einer Metaanalyse zusammengefaßt haben [12, 13, 14].

Literatur

1. Antiplatelet Trialists' Collaboration (1994) Collaborative overview of randomized trials of antiplatet therapy: III. Reduction in venous thrombosis and pulmonary embolism by antiplatelet prophylaxis among surgical and medical patients. BMJ 308:235
2. Bergqvist D, Benoni G, Björgell O (1996) Low-molecular weight heparin (enoxaparin) as prophylaxis against venous thromboembolism after total hip replacement. N Engl J Med 335:696
3. Clagett GP, Anderson FA, Heit J, Levine MN, Wheeler HB (1995) Prevention of venous thromboembolism. Chest 108 [Suppl]:317S
4. Empfehlungen zur stationären und ambulanten Thromboembolie-Prophylaxe in der Chirurgie (1997) Beilage zu den Mitteilungen der Deutschen Gesellschaft für Chirurgie, Heft 5/1997
5. European Consensus Statement (1992) Prevention of venous thromboembolism. Int Angiol 11:151
6. Francis CW, Marder VJ, Evarts CM et al. (1983) Two-step warfarin: prevention of postoperative venous thrombosis without excessive bleeding. JAMA 249:374
7. Francis CW, Pellegrini VD, Marder VJ et al. (1992) JAMA 267:2911
8. Geerts WH, Code KI, Jay RM, Chen E, Szalai JP (1994) A prospective study of venous thromboembolism after major trauma. N Engl J Med 331:1601
9. Geerts WH, Jay RM, Code KI, Chen E, Szalai JP, Saibil EA, Hamilton P (1996) A comparison of low-dose heparin with low-molecular-weight heparin as prophylaxis against venous thromboembolism after major trauma. N Engl J Med 335:701
10. Haas S (1996) Risikoabschätzung thromboembolischer Komplikationen bei chirurgischen Erkrankungen und Verletzungen. Aktuelle Chir 31:269
11. International Consensus Statement (1997) Int Angiol 15:1–36
12. Lassen MR, Borris LC, Christiansen HM, Schütt P, Olsen AD et al. (1991) Clinical trials with low-molecular-weight heparins in the prevention of postoperative thromboembolic complications: A meta-analysis. Semin Thromb Hemost 17:284

13. Leizorovicz A, Haugh MC, Chapuis FR, Samama M, Boissel JP (1992) Low molecular weight heparin in the prevention of perioperative thrombosis. BMJ 305:913
14. Nurmohamed MT, Rosendaal FR, Büller HR, Dekker E, Hommes DW, Vandenbroucke JP, Briet E (1991) Low molecular weight heparin versus standard heparin in general and orthopaedic surgery: a meta-analysis. Lancet 340:152
15. Nylander G, Semb H (1972) Veins of the lower limb after tibial fractures. Surg Gynecol Obstet 134:974
16. Planes A, Vochelle N, Darmon J-Y (1996) Risk of deep-venous thrombosis after hospital discharge in patients having undergone total hip replacement: double-blind randomised comparison of enoxaparin versus placebo. Lancet 348:224
17. Roise O, Nurmohamed M, Reijnders P (1993) A multicentre, randomised, assessor-blind, pilot study comparing the efficacy in the prophylaxis of DVT and the safety of orgaran® (ORG 10172), Fragmin®, Clexane®/Lovenox® in patients undergoing surgery for a fractured hip. Thromb Haemost 69: Abstr. 273
18. Sevitt S, Gallagher N (1961) Venous thrombosis and pulmonary embolism: a clinicopathologic study in injured and burned patients. Br J Surg 45:475

Antithrombotische Therapie zur Prävention der Thrombose nach peripherer arterieller Gefäßoperation

A. Creutzig

Die Indikation für eine periphere Bypassoperation stellt sich in der Regel in den Stadien III und IV nach Fontaine bei Ruheschmerzen oder trophischen Störungen infolge peripherer Minderdurchblutung. Eine Vielzahl von Chirurgen betrachtet inzwischen die infrainguinale Revaskularisation im Stadium der Claudicatio intermittens eher skeptisch, zumal es Hinweise darauf gibt, daß alternative Therapieverfahren wie Thrombolyse beim akuten Arterienverschluß oder Angioplastie quoad vitam besser abschneiden [4, 18]. Für die aortoiliakale Revaskularisation wird in der Regel eine Dacronprothese, für die Rekonstruktion hinab zu den poplitealen, tibialen oder peronealen Gefäßen werden entweder autologes Venenmaterial, eine Umbilikalvene oder PTFE-Prothesen benutzt [6]. Bei kritischer Extremitätenischämie liegt in der Regel eine Verschlußerkrankung vom Mehretagentyp vor, bei der sich häufig das Problem eines schlechten peripheren Run-offs stellt. Die beste Thromboseprophylaxe besonders für die Sofortverschlüsse dürfte eine exakte chirurgische Technik sein.

Die Operationstechnik hat auch für Frühverschlüsse eine wesentliche Bedeutung. Beispielhaft zeigte eine retrospektive Auswertung von bei Nichtdiabetikern und Diabetikern angelegten PTFE-Bypasses eine hohe Verschlußrate innerhalb der ersten 3 Monate bei Diabetikern, bei denen der krurale Bypass ohne AV-Fistel implantiert wurde. Die Frühverschlußrate ließ sich durch Anlage einer AV-Fistel auf 20% senken. Bei Nichtdiabetikern trat unter einer AV-Fistel sogar überhaupt kein Frühverschluß auf [17].

Postoperativ kommt es zu einer gesteigerten Aktivität der Plättchen [20]. Wohl viel gravierender ist aber, daß sowohl Venenbypass als auch Gefäßprothesen durch eine neointimale Hyperplasie mit Proliferation der glatten Muskelzellen und Fibroblasten gefährdet sind, die für Frühverschlüsse verantwortlich ist. Dabei differiert der Ort der neointimalen Hyperplasie zwischen Venengrafts und Gefäßprothesen. Bei den Venengrafts kommt es zu einer diffusen Proliferation, die zu einer progressiven Lumenreduktion des gesamten Grafts führt, oder einer fokalen Proliferation mit isolierten Stenosen an den Anastomosen [19]. Die Gefäßprothesen entwickeln im Gegensatz dazu eine neointimale Hyperplasie vorwiegend an den Anastomosen, wo der Prozeß von den benachbarten Arterien übergreift. Der Restenosierungsprozeß wird zudem von einer progressiven Atherosklerose überlagert, die für die Spätverschlüsse entscheidend sein dürfte [7].

Es ist nun zweifelhaft, ob eine antithrombotische Therapie überhaupt die neointimale Hyperplasie zu verhindern vermag. Jedenfalls scheint, daß die überschießende Intimawucherung mit Aspirin nicht zuverlässig verhindert werden kann.

Der prinzipielle Unterschied zwischen dem thrombotischen Verschluß einer Vene oder eines Kunststoffbypasses hat mit der Oberflächenthrombogenität zu tun. Venengrafts sind mit einer Endothelschicht ausgestattet und deshalb weniger thrombogen als Gefäßprothesen, die niemals eine komplette endotheliale Auskleidung erfahren. Venengrafts können allerdings einen beträchtlichen Anteil ihrer endothelialen Auskleidung während des Operationsvorganges verlieren, was zum Frühverschluß beitragen mag. Dies scheint die wesentliche Rationale für eine frühe antithrombotische Therapie zu sein, die eigentlich beendet werden könnte, wenn die Anastomosen ausgeheilt sind und der Venengraft mit Endothel ausgekleidet ist. Auf der anderen Seite sind künstliche Gefäßprothesen als hochthrombogen anzusehen, solange sie implantiert sind [7].

Allgemein wird es nicht für notwendig erachtet, bei Gefäßrekonstruktionen an Gefäßen mit einem Diameter von mehr als 6 mm (aortoiliakal) eine antithrombotische Therapie durchzuführen, da ohne jede weitere Maßnahme mit einer Durchgängigkeitsrate von 80–90% nach 5–10 Jahren bei derartigen High-flow-low-resistance-Arterien gerechnet werden kann. Zur Demonstration eines medikamentösen Effektes wäre eine Studie mit immensen Patientenzahlen notwendig, die nicht vorliegt. Bei der Rekonstruktion kleinerer Arterien unter 6 mm Durchmesser mit Flowraten von weniger als 200 ml pro Minute tritt eine Thrombose wesentlich häufiger auf, besonders wenn der Bypass lang ist und gelenkübergreifend angelegt wurde [7].

Perioperative Therapie

Intraoperativ wird eine relativ hochdosierte Heparintherapie empfohlen. Zunächst werden 100–150 E pro Kilogramm Körpergewicht gegeben, die alle 40–50 min mit 50 E pro Kilogramm ergänzt werden, bis wieder hergestellt ist. Die Gabe der zusätzlichen Heparindosierungen resultiert aus der Halbwertszeit des Heparins von 50–80 min. Am Ende der Operation wird empfohlen, die Heparinwirkung durch Protaminsulfat zu antagonisieren, um Blutungskomplikationen zu minimieren, insbesondere, wenn eine perioperative Plättchentherapie eingesetzt wird [7].

Dextran 40 wurde in einer randomisierten, prospektiven Studie untersucht. Die Therapie wurde intraoperativ und postoperativ über 3 Tage durchgeführt. Die Ergebnisse zeigten eine signifikante Reduktion der Frühverschlüsse in der 1. postoperativen Woche. Nach einem Monat hingegen waren die Differenzen nicht mehr signifikant [21].

Postoperative Therapie: Antikoagulation

Die Gabe von niedermolekularem Heparin nach femoropoplitealer Bypass-chirurgie führte zu besseren Ergebnissen als die thrombozytenaggregations-hemmende Behandlung für 3 Monate. Die Durchgängigkeitsrate nach einem Jahr betrug 78% für die Heparingruppe und 64% für die Aspirin-Dipyramid-ol-Gruppe. Während dieser Effekt bei Patienten mit kritischer Beinischämie deutlich war, zeigten sich bei den Patienten, die wegen einer Claudicatio ope-riert wurden, keinerlei signifikante Unterschiede [9].

Bei Patienten mit femoropoplitealem Venenbypass wurde die orale Antikoa-gulation gegen Placebo geprüft. Nach einer mittleren Follow-up-Periode von 30 Monaten mußten 12% der behandelten Patienten die Warfarintherapie wegen größerer Blutungskomplikationen unterbrechen. Interessanterweise hatten die mit Warfarin behandelten Patienten eine signifikant erhöhte Überlebensrate im Vergleich zu den Kontrollpatienten [15]. Allerdings wurde der günstige Ef-fekt einer Warfarintherapie auf die Durchgängigkeit und Überlebensrate der Patienten nach einer Rekonstruktion der Arterien der unteren Extremitäten in einer größeren Studie aus Schweden nicht bestätigt, in der 116 Patienten so-wohl mit einem Venen- als auch mit einem Kunststoffbypass randomisiert und über 3 Jahre nachbeobachtet wurden [3]. Auch in dieser Studie gab es in 4–5% der Fälle lebensbedrohliche hämorrhagische Komplikationen.

Bollinger u. Brunner haben die Ergebnisse einer prospektiven Studie von 120 Patienten berichtet, die für 2 Jahre nach einer erfolgreichen Endatherek-tomie im femoropoplitealen Bereich nachverfolgt wurden. Alle Patienten be-kamen Warfarin innerhalb der ersten 2 postoperativen Wochen. Dann wur-den sie in 3 Behandlungsgruppen randomisiert, Aspirin 1 g täglich, Aspirin und Dipyrimadol 1 g sowie 225 mg täglich oder eine orale Antikoagulation mit Warfarin. Die kumulative Durchgängigkeitsrate nach 2 Jahren betrug 84% für die Aspiringruppe, 76% für die Aspirin-Dipyridamol-Gruppe und nur 58% für die Warfaringruppe. Beide Gruppen mit thrombozytenaggregati-onshemmender Therapie waren der Gruppe mit Warfarintherapie signifikant überlegen [5]. Allerdings war möglicherweise der Grad der Hypokoagulabili-tät der Warfaringruppe insuffizient. Die Endatherektomie in der femoropopli-tealen Etage ist jedoch von den meisten Chirurgen zugunsten einer Bypass-chirurgie verlassen worden.

Postoperative Therapie: Thrombozytenfunktionshemmung

Die britische Antiplatelet Trialsts' Collaboration hat in einer Metaanalyse 11 valide Studien identifiziert, die sich mit einer antithrombotischen Therapie peripherer Grafts beschäftigen [2]. Danach kommt es in 15,8% der Fälle un-ter einer thrombozytenfunktionshemmenden Behandlung zu einer Reokklusi-on im Vergleich zu 23,6% in der Kontrollgruppe. Das entspricht einer Risiko-reduktion von 38%.

Beispielhaft sei die zahlenmäßig größte Studie, die zu dieser Metaanalyse beitrug, erwähnt. In einer britischen femoropoplitealen Venenbypass-Studie bei 549 Patienten betrug die Durchgängigkeit nach 1, 2 und 3 Jahren 72, 62 und 60% unter Placebo und 78, 70 und 61% unter Aspirin plus Dipyridamol. Obwohl der Trend in den ersten 2 Jahren zugunsten der Medikamente war, zeigten sich schließlich keine statistisch signifikanten Unterschiede [16]. Allerdings waren die kardiovaskulären Ereignisse in der Medikamentengruppe deutlich niedriger. In einer Neuauswertung dieser Studie wurden die Durchgängigkeitsraten anhand eines nachweisbaren Salicylatspiegels im Plasma bewertet (Salicylat war teilweise auch bei den Patienten der Placebogruppe zu finden). Es zeigte sich eine bessere Durchgängigkeitsrate bei den Patienten, bei denen Salicylate nachweisbar waren [10].

Zwei kleinere randomisierte Studien mit Aspirin und Dipyridamol bei Kunststoffbypasses ergaben eine statistisch signifikante Reduktion der Okklusionsrate [12, 13]. Aufgrund sehr niedriger Fallzahlen können diese Studien jedoch nicht als definitiv bewertet werden [7]. Die Medikation wurde bereits präoperativ gegeben. Im Gegensatz dazu wurde in einer größeren Studie eine antithrombotische Therapie postoperativ begonnen [14]. Hier zeigte sich kein signifikanter Unterschied zwischen den Gruppen. In einer Studie mit präoperativer und intraoperativer intravenöser Dipyridamolgabe, gefolgt von einer postoperativen Therapie mit Aspirin plus Dipyridamol für 6 Wochen, ergab sich eine signifikante und markante Reduktion in der Reokklusionsrate bei den Patienten mit Kunststoffprothesen [8]. Bei den Patienten mit einer Venenrekonstruktion hingegen ergab sich ein lediglich nicht signifikanter Trend zugunsten der Medikation.

Amerikanische Experten kommen zusammengefaßt zu der Empfehlung, daß eine antithrombotische Therapie bei allen Patienten angewendet werden soll, die einen infrainguinalen Bypass bekommen, bei denen eine Kunststoffprothese verwendet wird, bei denen ein langer Bypass auf sehr kleine Arterien implantiert wird (infrapopliteal) sowie bei denen eine komplexe Rekonstruktion inklusive eines Compositbypasses oder einer begleitenden Endatherektomie durchgeführt wurde [7]. Schließlich kommt nach klinischer Erfahrung eine derartige Therapie bei Patienten infrage, bei denen ein sehr schlechter peripherer Run-off anzunehmen ist. Die Metaanalyse hat gezeigt, daß die thrombozytenfunktionshemmende Therapie sowohl vor als auch nach dem operativen Eingriff begonnen werden kann, wobei keine signifikanten Unterschiede zwischen den verwendeten Medikamenten bestanden [2].

Aus übergeordneten internistisch-angiologischen Gesichtspunkten wäre allerdings allen Patienten mit peripheren arteriellen Durchblutungsstörungen eine Aspirintherapie in einer Dosierung von ca. 100 mg anzuempfehlen, da bei bekannter kardio- und zerebrovaskulärer Komorbidität eine signifikante Reduktion von Ereignissen in diesen Strombahngebieten erreicht werden kann [1].

Für die Zukunft denkbar wäre der Einsatz anderer Pharmaka, die auf die Gefäßwand (Simvastatin, Vitamin E, Östrogen), auf die Thrombingeneration oder -aktivität (Hirudin, Hirulog, Low-molecular-weight-Thrombininhibitoren) oder auf die Thrombozytenfunktion (Ticlopidin, Clopidogrel, Abciximab) wirken [22]. Diese Substanzen werden derzeit überwiegend für die koronare Strombahn untersucht. Für keines dieser Medikamente gibt es jedoch bislang Hinweise, daß sie auf die Thromboserate nach einer Operation wegen einer peripheren arteriellen Verschlußerkrankung wirken. Auch die Kombination von Aspirin und Warfarin ist nicht ausreichend untersucht. Neue Möglichkeiten scheint die Gentransfertechnik etwa durch Induktion einer Überexpression von angiogenetischen Faktoren (VEGF) zu eröffnen [23].

Am besten wäre es natürlich, wenn die Notwendigkeit einer peripheren Bypassoperation überhaupt nicht bestünde. Die Daten zur Primärprävention der peripheren arteriellen Verschlußerkrankung sind allerdings noch lückenhaft. Ergebnisse der amerikanischen Physicians' Health Study deuten darauf hin, daß durch regelmäßige Aspirineinnahme (325 mg jeden 2. Tag) die Anzahl peripherer Bypassoperationen wegen arterieller Verschlußerkrankung innerhalb eines 5jährigen Beobachtungszeitraumes um die Hälfte gesenkt werden kann [11].

Literatur

1. Antiplatelet Trialists' Collaboration (1994) Collaborative overview of randomised trials of antiplatelet therapy I: Prevention of death, myocardial infarction, and stroke by prolonged antiplatelet therapy in various categories of patients. BMJ 308:81–106
2. Antiplatelet Trialists' Collaboration (1994) Collaborative overview of randomised trials of antiplatelet therapy II: Maintenance of vascular graft or arterial patency by antiplatelet therapy. BMJ 308:159–168
3. Arfvidsson B, Lundgren F, Drott C et al. (1990) Influence of coumarine treatment on patency and limb salvage after peripheral arterial reconstructive surgery. Am J Surg 159:556–560
4. Bergan JJ, Wilson SE, Wolf G et al. (1992) Unexpected, late cardiovascular effects of surgery for peripheral artery disease. Arch Surg 127:1119–1123
5. Bollinger A, Brunner U (1995) Antiplatelet drugs improve the patency rates after femoro-popliteal endarterectomy. Vasa 14:272–279
6. Bounameaux H, Verhaeghe R, Verstraete M (1986) Thromboembolism and antithrombic therapy in peripheral arterial disease. JACC 8:98 B–103 B
7. Clagett GP, Graor RA, Salzman EW (1992) Antithrombotic therapy in peripheral arterial occlusive disease. Chest 102/4:516 S–529 S
8. Clyne CAC, Arcger TJ, Atuhaire LK et al. (1987) Random control trial of a short course of aspirin and dipyridamole for femorodistal grafts. Br J Surg 74:246–248
9. Edmondson RA, Cohen AT, Das SK (1994) Low-molecular weight heparin versus aspirin and dipyridamole after femoropopliteal bypass grafting. Lancet 344:914–18
10. Franks PJ, Sian M, Kenchington G et al. (1992) Aspirin usage and its influence on femoropopliteal vein graft patency. Eur J Vasc Surg 6:185–188
11. Goldhaber SZ, Manson J, Stampfer MJ et al. (1992) Low-dose aspirin and subquent peripheral arterial surgery in the physicians' health study. Lancet 18:143–145
12. Goldman M, Hall C, Dykes J et al. (1983) Does ^{111}indium platelet deposition predict patency in prostetic arterial grafts? Br J Surg 70:635–638
13. Green RM, Roedersheimer R, DeWeese JA (1982) Effects of aspirin and dipyridamole on expanded PTFE graft patency. Surgery 92:1016–1026
14. Kohler TR, Kaufman JL, Kocoyanis G et al. (1984) Effect of aspirin and dipyridamole on patency of lower extremity bypass grafts. Surgery 96:462–466

15. Kretschmer G, Schremper M, Ehringer H et al. (1988) Influence of postoperative anti-coagulant treatment on patient survival after femoropopliteal vein bypass surgery. Lancet 797–798

16. McCollum C, Alexander C, Kenchington G et al. (1991) Antiplateled drugs in femoro-popliteal vein bypasses: A multicenter trial. J Vasc Surg 13:150–162

17. Müller G (1992) Die Beurteilung des Run-off und seine prognostische Bedeutung. In: Schütz RM, Bruch HP (Hrsg) Der ausoperierte Gefäßpatient – Fakten und Perspektiven, S 94–99

18. Ouriel K, Shortell CK, DeWeese JA et al. (1994) A comparison of thrombolytic therapy with operative revascularization in the initial treatment of acute peripheral arterial ischemia. J Vasc Surg 19:1021–1030

19. Phillips-Hughes J, Kandarpa K (1996) Restenosis: Pathophysiology and preventive strategies. J Vasc Interv Radiol 7:321–333

20. Reininger CB, Reininger AJ, Steckmeier B et al. (1994) Gesteigerte prä- und postoperative Thrombozyten-Aktivität bei gefäßchirurgischen Patienten. Vasa 23:217–227

21. Rutherford RB, Jones DN, Bergentz SE et al. (1984) The efficacy of dextran-40 in preventing early postoperative thrombosis following difficault lower extremity bypass. J Vasc Surg 1:765–772

22. Vermylen J (1995) Clinical trials of primary and secondary prevention of thrombosis and restenosis. Thromb Haemost 74:377–381

23. Ylä-Herttuala S (1996) Gene therapy for cardiovascular disease. Ann Med 28:89–93

Orale Kontrazeptiva und Thrombose: Ist ein Screenen auf hereditäre Thrombophilie gerechtfertigt?

P. P. Nawroth und R. Ziegler

Das Thromboserisiko von Frauen, die orale Kontrazeptiva (OC) einnehmen, ist in verschiedenen Studien, welche verschiedene Methoden zum Nachweis der venösen Thrombose benutzten, unterschiedlich. Nichtsdestotrotz ist bekannt, daß OC das Risiko einer tiefen Beinvenenthrombose und möglicherweise letaler und nichtletaler pulmonaler Embolien erhöhen. Die Studienlage ist auch deswegen schwierig zu beurteilen, da bei Frauen, die OC einnehmen, bei Beinbeschwerden häufiger eine weitergehende Thrombosediagnostik durchgeführt wurde, als bei Frauen, die keine einnehmen [1, 16]. Außerdem ist bis jetzt unklar, inwieweit die Kollektive der Frauen, welche orale Kontrazeptiva einnehmen bzw. nicht einnehmen, oder die Kollektive, welche orale Kontrazeptiva unterschiedlicher Dosierung bzw. unterschiedlicher Gestagenanteile einnehmen, tatsächlich vergleichbar sind.

Als Basis für eine Entscheidung, ob nun auf ein Thromboserisiko vor Verschreiben der Pille hämostasiologisch gescreent werden soll, kann die natürliche Inzidenz der Thrombosen dienen [2]:

Inzidenz eines thrombotischen Ereignisses
Tiefe Beinvenenthrombose: 1–2 pro 10 000 Frauen/Jahr
Lungenembolie: 1–2 pro 100 000 Frauen/Jahr
Tödliche Lungenembolie: 1–2 pro 2 000 000 Frauen/Jahr

Die oben dargestellte Tabelle zeigt, welch große Anzahl von Frauen in Studien einbezogen werden müssen, um ausreichend sichere Antworten zu erhalten; dies erklärt aber auch, warum die Konfidenzintervalle der bisher publizierten Studien so groß sind [16, 17].

Für den Arzt und die Frau, welche an der Einnahme orale Kontrazeptiva interessiert ist, treten daher folgende Fragen auf:
1) Kann eine Hochrisikogruppe identifiziert werden?
2) Kann ein orales Kontrazeptivum mit erniedrigtem Risiko identifiziert werden?
3) Können Thrombosen verhindert werden?

Ist es möglich, eine Hochrisikogruppe zu identifizieren?

Die Basis für die Beantwortung dieser Frage bildet die Tatsache, daß heute eine enorm große Anzahl von Frauen orale Kontrazeptiva einnehmen, so daß nur einfache, verläßliche, letztlich kostenneutrale Vorgehensweisen empfohlen werden können. Diese sollten auch in einer gynäkologischen oder internistisch-angiologischen Praxis anwendbar sein.

Anamnese

Die Anamnese ist eine zwar zeitaufwendige, aber bezüglich der anfallenden Arbeitsmittel ansonsten kostenarme, allerdings wie bisherige Studien zeigten, nicht sehr sensible und zuverlässige Methode der Risikoermittlung. Unabhängig davon besteht jedoch die Verpflichtung, vor Verschreiben eines oralen Kontrazeptivums eine ausführliche Anamnese bezüglich eines möglichen Thromboserisikos durchzuführen. Dies gilt auch in der perioperativen Situation, in welcher die Einnahme der OC in jedem Fall Bestandteil der Anamnese sein sollte.

Anamnestische Evaluierung thrombotischer Risikofaktoren
1. Gibt es thrombotische Ereignisse in der Familie?
2. Gibt es thrombotische Ereignisse in der eigenen Vorgeschichte?
3. Nehmen Sie Medikamente?
4. Rauchen Sie?
5. Haben Sie ein erhöhtes Körpergewicht?
6. Welche Operationen sind geplant?
7. Besuchen Sie andere Ärzte, wenn ja, warum?

Diese einfachen Fragen erlauben eine schnelle Erstevaluation eines offensichtlichen Thromboserisikos. Zur Zeit fehlen jedoch Studien, die groß genug sind, um die Praktikabilität und die Sicherheit der Anamnese in der Verhinderung von venösen Thrombosen in ansonsten scheinbar gesunden jungen Frauen, die orale Kontrazeptiva einnehmen, nachzuweisen. In einer früheren Studie wurde gezeigt, daß eine positive Familienanamnese eine positive prädiktive Kraft für die Vorhersage einer Rethrombose von ca. 16% hat, die Vorgeschichte einer Rethrombose, positiven Familienanamnese und einer Thrombose unter 40 Jahren erhöht die prädiktive Kraft auf ungefähr 30%. Dies sind etwa 50% der Fälle, die durch ein Laborscreenen auch erfaßt werden können [2–5, 10, 13, 16, 17, 23].

Leider zeigt die Analyse der vorliegenden Studien über das Thromboserisiko bei Einnahme von OC, daß dieser einfache Ansatz bisher nocht nicht als Basis benutzt wurde. Es fehlen bisher Studien, die den möglichen Benefit einer Laboranalyse und die Erfassung von Hochrisikogruppen durch eine sorgsam durchgeführte Anamnese belegen [2, 15]. Als zusätzliches Argument muß gelten, daß auch bei positiver Familienanamnese moderne labormedizinische Screeningmethoden nur 70% der Patienten mit hereditärer Thrombophilie erfassen.

Hereditäre Thrombophilie

Die hämostasiologische Forschung der letzten 25 Jahre klärte verschiedene molekulare Defekte als ursächlich für die Entstehung einer tiefen Beinvenenthrombose auf. Die meisten sind autosomal-dominant vererbt, aber selten.

Tabelle 1. Prävalenz und Erfassung einer hereditären Thrombophilie

Defekt	Prävalenz [%]	Thrombose, nicht selektioniert [%]	Thrombose mit positiver Familiengeschichte [%]
AT-III	0,1	1	4
Protein C	0,3	4	5
Protein S	0,1	2	5
APC-Resistenz	5	28	45

Dies allein zeigt schon die Schwierigkeit eines Screenens für Gerinnungsdefekte vor Verschreiben von oralen Kontrazeptiva.

Ursachen einer hereditären Thrombophilie
Mangel oder Funktionsstörung von
- Antithrombin III,
- Protein S,
- Protein C,
- Resistenz gegen aktiviertes Protein C (Faktor-V-Leiden),
- dysfunktionelles Thrombomodulin,
- dysfunktionelles Thrombin,
- Faktor-XII-Mangel (?),
- familiäres Antiphospholipidsyndrom,
- fibrinolyseresistentes Fibrin,
- verminderte fibrinolytische Kapazität der Gefäßwand (?).

Eine Familienanamnese wird auch dadurch möglich, daß die durch eine hereditäre Thrombophilie bedingten Thrombosen meist vor dem 45. Lebensjahr stattfinden, d. h. daß in vielen (aber nicht allen) Fällen die Eltern schon eine Thrombose erlitten haben, bevor die Tochter OC verschrieben bekommt.

Die Erfassung einer hereditären Thrombophilie durch Labormethoden gelingt nur in 30% aller Patientinnen mit einer Thrombose, aber in ungefähr 70% der Patientinnen mit einer positiven Familienanamnese [2] (Tabelle 1).

Die oben angegebenen Zahlen sind nur ungefähre Zahlen, diese unterscheiden sich zum Beispiel in manchen ethnischen Gruppen erheblich. Die Prävalenz eines nachweisbaren Gerinnungsdefektes in der Allgemeinbevölkerung beträgt ungefähr 5–6/100 Bewohner, jedoch beträgt die Anzahl der thrombotischen Ereignisse nur 1/1000. Daher wird deutlich, daß die meisten Patientinnen mit einem hereditären Defekt der Gerinnung nie eine Thrombose erleiden, zumindest die Thrombose nicht klinisch signifikant wird. Dies führt auch dazu, daß es immer unklar bleibt, wenn bei einem Patient ein Gerinnungsdefekt und eine Thrombose gleichzeitig nachgewiesen werden können, ob nun der nachweisbare Gerinnungsdefekt tatsächlich bei diesen Patienten die Thrombose verursacht hat oder zufälligerweise beide Ereignisse miteinander nachweisbar sind. Da ein hereditärer Defekt des Gerinnungssystems häufiger auftritt als die klinisch manifeste Thrombose, bedeutet das,

Tabelle 2. Inzidenz einer Thrombose pro 10 000 Frauenjahren

APC-Resistenz	OC	Inzidenz der Thrombose pro 10 000 Frauenjahren
–	–	0,8
–	+	3,0
+	–	5,7
+	+	28,5

daß ein generelles Screening für eine Gerinnungsstörung vor Verschreibung von OC dazu führen würde, daß mehr Frauen unnötigerweise OC vorenthalten werden, als Thrombosen eingespart werden können.

Diese Überlegung gilt auch für das kürzlich beschriebene Faktor-Va-Leiden (Faktor-V-Resistenz). Das Faktor-Va-Leiden hat durch eine Punktmutation eine Resistenz gegen das aktivierte Protein C erworben, so daß aktiviertes Protein C die Bildung weiteren Thrombins durch Inhibition des Faktor Va nicht bremsen kann [5]. Das Faktor-Va-Leiden wird autosomal-dominant vererbt, es ist eine Substitution von Arginin in Position 506 durch Glutamin nachweisbar. Das Faktor-Va-Leiden ist gegen die proteolytische Wirkung des aktivierten Protein C zwar resistent, behält aber seine volle proteolytische Aktivität [10].

Die Diagnose der APC-Resistenz kann i. allg. ausreichend sicher mit einem funktionellen Test durchgeführt werden, der durch Neuentwicklungen zunehmend sensitiver wird, so daß für einen Genotypscreen nur in seltenen Fällen eine Indikation besteht. Der funktionelle Test beruht auf der Beschreibung der Ratio der PTT in Abwesenheit und in Anwesenheit von aktiviertem Protein C. Der Funktionsassay hat einen entscheidenden Nachteil, denn das Blut muß kühl gehalten und gleich nach der Blutentnahme zentrifugiert werden, das heißt, es ist in den meisten gynäkologischen Privatpraxen nicht durchführbar.

Es gibt nun Studien, die nachweisen, daß bei Frauen, die orale Kontrazeptiva einnehmen und Trägerinnen des Faktor-Va-Leidens sind, das Thromboserisiko deutlich erhöht ist [3, 15]. Diese Studien haben jedoch ein wichtiges Problem: 740 000 Personenjahre wurden in diese Studie aufgenommen, allerdings wurden nur 25 APC-resistente Patientinnen mit oralen Kontrazeptiva (entspricht 8757 Personenjahren) als die Basis der in der Tabelle 2 gezeigten Berechnung eingeschlossen [12, 14, 15, 21].

Die oben in der Tabelle 2 angezeigte Inzidenz der Thrombose pro 10 000 Frauenjahren steigt drastisch, wenn sowohl die APC-Resistenz als auch die Einnahme von oralen Kontrazeptiva vorliegen. Es muß jedoch bei Betrachtung der Studie beachtet werden, daß die statistische Sicherheit der Angabe sehr gering ist (begründet durch die niedrigen Fallzahlen). Eine Modellrechnung, die die Extrempunkte der Konfidenzintervalle als Basis für die Kalkulation des Nutzens eines generellen Screenens vor der Erstverschreibung zugrunde legte, ergab, daß ein vorzeitiges Screenen (im mathematischen Sinne)

Tabelle 3. Risikofaktoren und relatives Risiko bezüglich der Einnahme von OC

Risikofaktor	RR, keine Einnahme von OC	RR, Einnahme von OC
Keine nachweisbare Gerinnungsstörung	1	4
APC-Resistenz	8	35
Protein-C-Mangel	9	15
Protein-S-Mangel	2–8	8
Antithrombin-III-Mangel	4	32

sowohl eine Thrombose verursachen als auch verhindern könne. Daraus ergibt sich die Notwendigkeit einer größeren, prospektiv angelegten Studie, wie sie z. Z. in München unter Leitung von Schramm durchgeführt wird. Bezüglich der APC-Resistenz lohnt auch folgendes Zahlenspiel: Die Prävalenz in der Bevölkerung ist 3–5%, wohingegen nur 10–20 thrombotische Episoden in 100 000 Frauenjahren, wovon nur 3–5 durch APC-Resistenz erklärt werden können, auftreten. Dies bedeutet, daß die APC-Resistenz viel häufiger ist, als das durch die APC-Resistenz erklärbare klinische Ereignis. Dies sieht anders aus zum Beispiel beim Antithrombin-III-Mangel, der weniger als 5% der hereditären Thrombosen erklären kann, aber dessen Prävalenz nur 0,1% ist. Dies bedeutet, je stärker die Prävalenz und die Inzidenz der Thrombose auseinanderklaffen, umso mehr asymptomatische Träger eines Gendefektes lassen sich nachweisen, in denen der Schaden des Gendefektes nicht nachweisbar, aber der Nutzen des Gendefektes nicht bekannt ist. Es bleibt daher offen, ob gerade diese Patientinnen vom Verbot oraler Kontrazeptiva profitieren würden. Die Komplexität dieses Themas wird deutlich, wenn man das relative Risiko einer venösen Thrombose von Frauen mit hereditärer Thrombophilie, die keine oralen Kontrazeptiva nehmen, mit dem von Frauen vergleicht, die orale Kontrazeptiva nehmen (Tabelle 3).

Soll vor Verschreibung von oralen Kontrazeptiva eine Gerinnungsanalyse durchgeführt werden?

Die Anzahl der Frauen, die mittels Laboruntersuchungen auf Gerinnungsdefekte getestet werden müssen, um ihnen eine venöse Thrombose zu ersparen, läßt sich aufgrund der vorliegenden Studien (allerdings mit einer hohen Irrtumswahrscheinlichkeit bei niedrigen Patientinnenzahlen) beschreiben [2, 12, 19] (Tabelle 4).

Aus dieser Übersicht wird deutlich, daß ca. 20mal mehr Frauen orale Kontrazeptiva vorenthalten werden müssen, als Thrombosen eingespart werden können und dies angesichts der ungewissen Studienlage mit großen Konfidenzintervallen.

In jede Überlegung eines Nutzens eines generellen Screenings muß auch hineingehen, was passiert, wenn Frauen unnötigerweise orale Kontrazeptiva vorenthalten werden. Alternative Empfängnisverhütungsmittel haben einen Pearl-Index von 12, das bedeutet 120 Schwangerschaften pro 10 000 Frauen-

Tabelle 4. Nutzen eines generellen Screenings vor Verschreibung von OC (pro 10000 Frauen)

Anzahl der verhinderten tiefen Beinvenenthrombosen	22
Anzahl der verhinderten Lungenembolien	3
Anzahl der verhinderten Todesfälle	0,24
Anzahl der Frauen, denen unnötigerweise OC vorenthalten werden	480

jahren, die fast alle durch Interruptio beendet werden. Dies wird statistisch gesehen zu 0,5 thrombotischen Ereignissen führen.

Die Indikation eines laboranalytischen Screenings auf eine hereditäre Thrombophilie sollte auch angesichts des in der Multivarianzanalyse nachweisbar erhöhten Thromboserisikos von adipösen Frauen betrachtet werden. Leider fehlen bisher Daten, die belegen, ob gerade diese Frauen beim Vorliegen einer APC-Resistenz ein besonders hohes Risiko hätten, d.h. evtl. kann eine gesundheitsmedizinische Beratung zur Gewichtsabnahme bzw. Laborscreening nur in einer Subgruppe, nämlich den adipösen Frauen, das Thromboserisiko schon deutlich senken.

Die obigen Ausführungen belegen, daß der Wissensstand z. Z. noch zu ungenau ist, um ein generelles Screenen empfehlen zu können, v.a. ohne Betrachtung der individuellen Wünsche und Lebenssituationen der Frau. Es sollte vor Empfehlung eines generellen Screenens auf eine hereditäre Thrombophilie auch bedacht werden, daß die Folge dieses Screenens eine Zunahme der ungewollten Schwangerschaften und damit auch der Schwangerschaftsabbrüche sein wird, bei ungesichertem klinischem Nutzen für die betroffenen Frauen.

Diese ethische Dimension des Themas kann nicht ersetzt werden durch eine sog. Cost-effectiveness-Berechnung. Eine solche Berechnung (den optimalen Fall angenommen) bedeutet einen Aufwand von ca. DM 200000,–, um 10000 Frauen zu screenen, dies bedeutet, daß um eine Thrombose zu sparen, etwa DM 10000,– Screeningkosten aufgebracht werden müßten [19]. Würden alle Patientinnen mit einer Thrombose stationär aufgenommen und behandelt werden müssen, dann würde dieser Berechnung zur Folge, durch die Verhinderung des stationären Aufenthaltes durch das Screening pro Thrombose ca. DM 7000,– eingespart werden, dies würde die Kosten zur Verhinderung eines thrombotischen Ereignisses auf ca. DM 3000,– pro Patientin reduzieren [19]. Diese Summen können in Zusammenhang mit dem Screenen bei anderen Krankheitsbildern gesehen werden, zum Beispiel ein Jahr zusätzlicher Lebenserwartung bei Zervikalkarzinom kostet ca. DM 18000,–, beim Cholesterinscreenen ca. DM 10000,– und beim Screenen auf Brustkrebs bei Frauen älter als 50 Jahre ca. DM 25500,– [20]. Allerdings fehlen in der oben genannten Kostenanalyse des generellen Screenens auf Gerinnungsdefekte vor Verschreiben von OC Kosten, die durch Schwangerschaftsabbrüche und ungewollte Schwangerschaften entstehen, außerdem Kosten, die durch den Verlust von Vorteilen der OC und Kosten für zusätzliche Arztbesuche nach Nachweis einer hereditären Thrombophilie entstehen. All dies macht klar, daß z. Z. noch keine ausreichende Basis vorhanden ist, eine eindeutige Screeningempfehlung auszusprechen.

Tabelle 5. Relatives Risiko einer Thrombose bei Frauen die orale Kontrazeptiva mit NET, LNG, DG oder GSD einnehmen

RR	RR	RR
Keine Einnahme von OC	OC (NET/LNG)	OC (DG/GSD)
1	3	8

NET Norethisteron.
LNG Levonorgestrel.
DG Desogestrel.
GSD Gestoden.

Können orale Kontrazeptiva mit vermindertem thrombotischem Risiko identifiziert werden?

Da die Anzahl der Thrombosen in allen bisher publizierten Studien gering und deswegen das Konfidenzintervall sehr groß ist, kann diese Frage nur ungewiß beantwortet werden. Aber basierend auf den vorhandenen Daten scheint es, als ob orale Kontrazeptiva, die Norethisteron oder Levonorgestrel enthalten, ein niedrigeres Risiko haben als orale Kontrazeptiva, die Desogestrel oder Gestoden enthalten [3, 6, 9, 18, 22, 24] (Tabelle 5).

Es fehlen bisher Daten, die belegen, daß eine Reduzierung der Verschreibung von DG/GSD-haltigen OC die Inzidenz der tiefen Beinvenenthrombose reduzieren würde. Ebenso ist nicht mit letzter Sicherheit auszuschließen, daß Frauen, die DG- oder GSD-haltige OC verschrieben bekommen, eine Gruppe mit einem erhöhten Thromboserisiko anderer Ursache sind.

Können Thrombosen verhindert werden?

Vorbehaltlich der großen Konfidenzintervalle, begründet durch niedrige Fallzahlen, kann man aufgrund der publizierten Datenlage davon ausgehen, daß auf Kosten einer größeren Gruppe, die unnötigerweise OC vorenthalten bekommt, einer kleinen Gruppe mit thombotischem Risiko durch ein generelles Screenen geholfen werden könnte. Bevor eine solche Maßnahme umgesetzt wird, müssen jedoch die Themen ungewollte Schwangerschaften und damit Zunahme der Schwangerschaftsabbrüche sowie Verlust anderer Vorteile der oralen Kontrazeptiva mit in das Gesamtbild einbezogen werden. Ganz sicherlich sollte es eine gute ärztliche Praxis sein, die Eigen- und Familienanamnese in die Risikoevaluation mit hineinzunehmen. Des weiteren sollten Frauen, die OC einnehmen, geschult werden, Frühzeichen einer venösen Thrombose zu erkennen, die zumeist in den ersten 6 Monaten auftreten, um so rechtzeitig den Arzt aufzusuchen und einer möglichst effizienten Therapie den Weg zu bereiten. Außerdem sollten Frauen mit spezifischen Risiken (Adipositas, Immobilisation, perioperativ) darüber informiert werden, mit ihrem behandelnden Arzt über das erhöhte Risiko zu sprechen und entsprechende Maßnahmen zu ergreifen. Gefordert sind Studien, die die Effektivität dieser einfachen Maßnahmen („good medical practice") mit der Effektivität eines labormedizinischen Screenens auf hereditäre Thrombophilien vergleichen.

Empfehlungen

Basierend auf den oben dargestellten Argumenten empfehlen wir folgendes Vorgehen:
1) Die Eigen- und Familienanamnese sollte sorgsam erhoben werden.
2) Die Frauen sollten über Frühsymptome der venösen Thrombose aufgeklärt werden.
3) Die Frauen sollten das erhöhte Risiko in Abhängigkeit vom Körpergewicht kennen.
4) Die Frauen sollten aufgeklärt werden, in Situationen mit erhöhtem Risiko (Immobilisation, Operation) auf eine gute Thromboseprophylaxe zu achten.
5) Auf hereditäre Gerinnungsdefekte sollte nur in Ausnahmefällen gescreent werden.

Abschließend sollten Frauen, die Thrombosen in ihrer eigenen Vorgeschichte haben, keine oralen Kontrazeptiva erhalten, dies unabhängig vom Ergebnis der Laboranalyse. Ein Screenen sollte bei Frauen mit Thrombose in der Familiengeschichte durchgeführt werden. Wenn bei diesen Frauen ein Gerinnungsdefekt nachgewiesen werden kann (z. B. Faktor-Va-Leiden), sollten OC nicht verschrieben werden. Wenn aber auch in Gerinnungsanalysen kein hereditärer Gerinnungsdefekt nachweisbar ist, kann eine Entscheidung nur gemeinsam mit der Frau getroffen werden, denn auch eine moderne Laboranalyse kann nicht alle hereditären Thromboseneigungen aufklären, d. h. ein Restrisiko kann nicht ausgeschlossen werden, und die Frau muß darüber aufgeklärt werden. Des weiteren sollten Frauen mit anderen Risikofaktoren (Adipositas, Immobilisation) über das normale Maß hinaus gesteigerte Risiko aufgeklärt werden. Das Screenen auf einen hereditären Defekt der Gerinnungskaskade sollte nur zusammen mit einer zuvor informierten Patientin durchgeführt werden, die weiß, daß das Screenen eine relativ niedrige Spezifität und eine unbekannte Effektivität in dieser Patientinnengruppe hat und daß alternative Methoden einer Empfängnisverhütung einen höheren Pear-Index haben.

Die Ergebnisse der laufenden Münchner Studie werden mit großem Interesse erwartet.

Literatur

1. Barnes RW, Kraft T, Hoak JC (1978) Erroneous clinical diagnosis of leg vein thrombosis in women on oral contraceptives. Obstet Gynecol 51:556–558
2. Bauersachs R, Kuhl H, Lindhoff-Last E, Ehrly AM (1996) Thromboserisiko bei oralen Kontrazeptiva: Stellenwert eines Thrombophilie Screenings. Vasa 25:209–220

3. Bloemenkamp KWM, Rosendaal FR, Helmerhorst FM, Buller HR, Vandenbroucke JP (1995) Enhancement by factor V Leiden mutation of risk of deep vein thrombosis associated with oral contraceptives containing a third generation progestagen. Lancet 346:1593–1596

4. Briet E, van der Meer FJ, Rosendaal FR, Duistermaat JJ, Houwellingen HC (1994) The family history and inherited thrombophilia. Br J Hematol 87:348–352

5. Dahlbäck B (1995) Inherited thrombophilia. Blood 85:607–614

6. Farmer R, Preston TD (1995) The risk of venous thromboembolism associated with low estrogen oral contraceptives. J Obstet Gynecol 15:195–200

7. Gerstmann BB, Piper JM, Freiman JP, Tomita DK, Kennedy DL, Ferguson WJ, Bennet RC (1990) Oral contraceptive oestrogen and progestin potencies and the incidence of deep venous thromboembolism. Int J Epidemiol 19:931–936

8. Gerstman BB, Piper JM. Tomitka DK, Ferguson WJ, Stadel BV, Lundin FE (1991) Oral contraceptive oestrogen dose and the risk of deep venous thromboembolic disease. Am J Epidemiol 133:32–37

9. Jick H, Jick SS, Gurewich V, Myers MW, Vasilakis C (1995) Risk of idiopathic cardiovascular death and nonfatal venous thromboembolism in women using oral contraceptives with differing progestagen components. Lancet 346:1589–1593

10. Koster T, Rosendaal FR, de Ronde H, Briet E, Vandenbroucke JP, Bertina RM (1993) Venous thrombosis due to poor anticoagulant response to activated protein C. Lancet 342:1503–1506

11. Koster T, Small RA, Rosendaal FR, Helmerhorst FM (1993) Oral contraceptives and venous thromboembolism: a quantitative discussion of the uncertainties. J Intern Med 238:31–37

12. Kreis I, Weiss Th, Rabe TN, Ziegler R, Nawroth PP (1996) APC Resistenz und orale Antikonzeptiva. Geburtshilfe Frauenheilkd 56:231–233

13. Malm J, Laurell M, Nilsson JM, Dahlbäck B (1992) Thromboembolic disease. Thromb Haemost 68:7–13

14. Pabinger I, Schneider B, and the GTH study group on natural inhibitors (1994) Thrombotic risk of women with hereditary antithrombin III, protein C- and protein S-deficiency taking oral contraceptiva medication. Thromb Haemost 71:548–552

15. Rosendaal FR (1996) Oral contraceptives and screening for factor V Leiden. Thromb Haemost 75:542–543

16. Sharp D (1996) Venous thromboembolism and the modern pill. Science 347:181

17. Simpson AJL, Elstein M (1996) Safety of modern oral contraceptives. Lancet 347:257–260

18. Spitzer WO, Lewis MA, Heinemann LAJ, Thurgood M, Macrae KD (1996) Third generation of oral contraceptives and risk of venous thromboembolic disorders: an international case control study. BMJ 312:83–88

19. Szucs Th, Osterkorn D, Schramm W (1996) Gesundheitsökonomische Evaluation des Screenings auf APC-Resistenz bei Neuanwenderinnen von Ovulationshemmern. Med Klin 91:317–319

20. Tengs TO, Adams E, Pliskin JS, Safran DG, Siegel JE, Weinstein MC, Graham JD (1995) Five hundred life saving interventions and their cost effectiveness. Risk Analysis 15:1453–1457

21. Vandenbroucke JP, Koster T, Briet E, Reitsma PH, Bertina RM, Rosendaal FR (1994) Increased risk of venous thrombosis in oral contraceptive users who are carriers of factor V Leiden mutation. Lancet 344:1453–1457

22. Weiss N (1995) Third generation oral contraceptives: how risky? Lancet 346:1570

23. World Health Organisation collaborative study of cardiovascular disease and steroid hormone contraception (1995a). Venous thromboembolic disease and combined oral contraceptives: result of international multicenter case control study. Lancet 346:1575–1582

24. World Health Organisation collaborative study of cardiovascular disease and steroid hormone contraception (1995b). Effekt of different progestagens in low estrogen oral contraceptives on venous thromboembolic disease. Lancet 346:1582–1588

KAPITEL 11

Gesundheitsökonomische Aspekte der Antikoagulation

T.D. SZUCS und W. SCHRAMM

Warum medizinische Ökonomie?

Die klinische Ökonomie, eine relativ neue Disziplin, beschäftigt sich u.a. mit den ökonomischen Auswirkungen der medizinischen Dienstleistung. Hierbei ist der Begriff *klinisch* nicht auf die alleinige Situation im Krankenhaus bezogen, sondern bezieht sich auf die klinische Arzt-Patienten-Beziehung, im Gegensatz zur theoretischen Medizin. Bei der Analyse der ökonomischen Auswirkungen geht es hierbei nicht nur um die Kosten, sondern ebensosehr um die Nutzenkomponenten medizinischer Prozesse.

Eine wichtige Unterscheidung muß zwischen der Gesundheitsökonomie und der klinischen Ökonomie gemacht werden. Die Gesundheitsökonomie, klassischerweise eine Disziplin, die sich aus der Volkswirtschaftslehre entwikkelte, orientiert sich vordergründig auf die Systemebene, d.h. sie betrachtet das Gesundheitswesen als Teil der Volkswirtschaft und analysiert Zusammenhänge bis hinunter auf die Ebene der Leistungserstellung. Auf der anderen Seite versucht die klinische Ökonomie, die Interaktion zwischen Arzt und Patient und dessen Konsequenzen zu analysieren und auf die Systemebene zu übertragen. Aus diesem Grund ist die klinische Ökonomie eine medizinische Wissenschaft und orientiert sich unmittelbar direkt am Leistungsgeschehen.

Die wesentlichste Zielsetzung der klinischen Ökonomie ist die Untersuchung des Ressourceneinsatzes und deren Allokation in der klinischen, praktischen Medizin, wie auch der Erforschung des sozioökonomischen Nutzens von therapeutischen, diagnostischen und präventiven Maßnahmen. Unter der Prämisse, daß die Ressourcen i.allg. limitiert sind, muß versucht werden, mit den bestehenden Ressourcen das maximale Ergebnis zu erzielen. Das Ergebnis der klinisch-ökonomischen Forschung kann als Grundlage für die Entwicklung von Therapierichtlinien, Konsensusempfehlungen und Maßnahmen für die medizinische Qualitätssicherung verwendet werden.

Die wichtigsten Methoden der klinischen Ökonomie sind die klassische Wirtschaftlichkeitsanalyse, die klinische Entscheidungsmethodik sowie die Effektivitätsforschung („outcomes research").

Welcher Methoden bedient sich die medizinische Ökonomie?

Die wichtigsten Methoden der klinischen Ökonomie sind die klassische Wirtschaftlichkeitsanalyse, die klinische Entscheidungsmethodik sowie die Effektivitätsforschung („outcomes research"). Im folgenden wird lediglich auf die Wirtschaftlichkeitsuntersuchungen eingegangen.

Für die Untersuchung der Wirtschaftlichkeit medizinischer Therapien kommen im wesentlichen 6 verschiedene Formen der Analyse in Frage [2, 7].

Kosten-Nutzen-Analyse

Die Kosten-Nutzen-Analyse ist eine sozioökonomische Untersuchung, in welcher alle Kosten und Konsequenzen in monetären Einheiten ausgedrückt werden. Die Nachteile von Kosten-Nutzen-Analysen ist, daß eine *monetäre* Bewertung des klinischen Ergebnisses stattfinden muß, welches in der Regel nicht strikt ökonomisch sowie monetär gemessen werden kann (z. B. der monetäre Wert des menschlichen Lebens). Ebenfalls besteht die Gefahr, daß viele Konsequenzen, die nicht monetär bewertet werden können, von der Analyse a priori ausgeschlossen werden.

Kosten-Effektivitäts-Analyse

Die Kosten-Effektivitäts-Analyse ist eine sozioökonomische Untersuchung, in welcher die Kosten in monetären Einheiten und die Ergebnisse in nichtmonetären Einheiten ausgedrückt werden. Solche nichtmonetären Einheiten sind beispielsweise: 1) Anzahl geretteter Menschenleben, 2) gerettete Lebensjahre, 3) erfolgreich behandelte oder verhinderte Krankheitsfälle, 4) reduzierte Krankheitshäufigkeit und -dauer, 5) gewonnene Arbeitstage, 6) Anzahl Patienten, die ohne fremde Hilfe leben können sowie 7) andere klinische Parameter (z. B. Blutdrucksenkung).

Ein wesentlicher Nachteil von Kosten-Effektivitäts-Analysen ist die Tatsache, daß nur Interventionen mit identischen klinischen Endpunkten verglichen werden können. In Wirklichkeit sind die klinischen Endpunkte oftmals sehr unterschiedlich, z. B. gerettete Lebensjahre.

Kosten-Nutzwert-Analyse

Die Kosten-Nutzwert-Analyse ist eine sozioökonomische Untersuchung, in welcher die Kosten monetär, die Konsequenzen jedoch als Nutzen resp. Nutzwert ausgedrückt werden. Der Nutzwert ist eine Größe, welche die Präferenzen der betroffenen Zielgruppe wiedergibt und den Gesundheitszustand derselben reflektiert. Hierbei werden Werte zwischen 0 (Tod) und 1 (vollkommene Gesundheit) definiert. Die Bestimmung von Nutzwerten kann auf verschiedene Art und Weise ermittelt werden: durch Schätzung oder Befragung von Betroffenen, durch Literaturrecherchen bereits durchgeführter Erhebungen oder durch Messung. Die wichtigsten Meßverfahren sind spezifische Skalen („rating scales"), das Verfahren der Standardlotterie sowie die Methode der zeitlichen Abwägung. Während die letzten 2 Verfahren auf der elementaren Spieltheorie beruhen [8] und eher komplexer Natur sind, existieren mehrere validierte Bewertungsskalen wie beispielsweise die Rosser-Skala [12].

Sind die Nutzwerte einmal ermittelt, lassen sich die Anzahl Jahre in einem bestimmten Gesundheitszustand mit einer Anzahl Jahre in einem anderen Gesundheitszustand vergleichen. Die Ergebnisse werden als qualitätsadjustierte Lebensjahre („quality adjusted life years", QALY) ausgedrückt und ermöglichen, klinische Endpunkte unterschiedlicher Qualität zu beurteilen und diese monetär zu bewerten. Dies führte zur Entwicklung von Ranglisten („league tables"), die von einigen Gesundheitsbehörden zur Erstellung von Erstattungsprioritäten verwendet werden, wie beispielsweise im US Bundesstaat Oregon oder in Großbritannien.

Der Grundgedanke hinter der Kosten-Nutzwert-Analyse ist die Tatsache, daß nicht alle geretteten Lebensjahre äquivalent sind. Beispielsweise ist ein zusätzliches Jahr Überleben eines Krebspatienten nicht gleichzusetzen mit einem zusätzlichen Lebensjahr bei einem Patienten mit asymptomatischer Hypertonie.

Praktisches Beispiel aus dem Bereich der Antikoagulation in der Allgemeinchirurgie: Thromboseprophylaxe mit niedrigmolekularen Heparinen

Aus klinischer Sicht stellt sich immer wieder die Frage nach der richtigen Auswahl des Antikoagulans für Patienten mit drohender Thromboemblie. Bei der Auswahl dieser Präparate spielt nicht nur die klinische Wirksamkeit eine Rolle, sondern auch der Preis, und somit stellt sich auch die Frage der Kosten-Nutzen-Relation. Diese Frage muß auch insofern beantwortet werden, als in der Zukunft mit gentechnisch hergestellten Präparaten wie beispielsweise Hirudin mit aller Wahrscheinlichkeit sehr teure Präparate zur Anwendung kommen werden.

Zielsetzung

Der Einsatz unfraktionierten Heparins (UFH) als thromboprophylaktische Maßnahme ist zu einem praktischen Standard in der klinischen Medizin geworden. Die neueren niedrigmolekularen Heparine (LMWH) wiesen jedoch in zahlreichen Studien eine bessere Wirksamkeit auf als die unfraktionierten Heparine. Da diese teureren Heparine oftmals im Rahmen pauschaliert abzurechnender Interventionen eingesetzt werden, ist es von großem Interesse zu wissen, wie es sich mit der Wirtschaftlichkeit dieser neuen Wirksubstanzen verhält. Aus diesem Grund wurden folgende Fragestellungen gestellt:

1) Welche Kosten entstehen bei einem standardisierten thromboprophylaktischen Einsatz von niedrigmolekularem vs. unfraktioniertem Heparin?
2) Welche Nutzen entstehen bei einem standardisierten thromboprophylaktischen Einsatz von niedrigmolekularem vs. unfraktioniertem Heparin?

Tabelle 1. Ereignisraten unter unfraktionierten (UFH) und niedrigmolekularen Heparinen (LMWH)

Ereignis	UFH [%]	LMWH [%]
Tiefe Venenthrombose	6,74	5,31
Lungenembolie	0,7	0,31
Blutungskomplikation	2,59	2,63

3) Ist ein Einsatz von niedrigmolekularem Heparin dem des unfraktionierten Heparin aus gesundheitsökonomischer Sicht überlegen?

Patienten und Methoden

Es wurde eine Kosten-Effektivitäts-Analyse als Analysetyp gewählt, da von einer verbesserten Überlebenschance unter LMWH ausgegangen wird. Als Kostenparameter wurden folgende Variablen bewertet: Maßnahme der Thromboprophylaxe, Diagnose- und Therapieaufwand, verlorene Produktionstage und Exzeßhospitalisation sowie die Ergebnisse. Die Effektivität umfaßte die eingesparten Kosten, die vermiedenen Ereignisse und die geretteten Lebensjahre. Die Kosten pro gerettetem Lebensjahr wurden als Zielparameter der Wirtschaftlichkeitsuntersuchung gewählt. Die Untersuchung wurde aus Sicht des Krankenhausträgers bewertet. Die Modellierung basierte auf einer deterministischen Entscheidungsbaumanalyse einer hypothetischen Kohorte von 10 000 Personen. Die Übergangs- und Eintrittswahrscheinlichkeiten wurden weitgehend der publizierten Sekundärliteratur entnommen.

Folgende Annahmen wurden getroffen: 1) der Einsatz einer thromboprophylaktischen Maßnahme (TPM) erfolgt im Durchschnitt an 8 Tagen; 2) die Wirksamkeit einer TPM ist zu einem großen Patientenkollektiv normalverteilt; 3) tritt ein pathologisches Ereignis auf, wird dieses konsequent therapiert; 4) die klinische Diagnoserate einer TVT beträgt 10%; 5) die falsch-positive klinische Diagnoserate für eine Lungenembolie beträgt 2%; 6) 50% aller richtig-positiven Lungenembolien werden ohne vorherige Diagnose einer TVT erkannt.

Die Inzidenz von Ereignissen unter UFH und LMWH wurden einer umfangreichen Metaanalyse entnommen (Tabelle 1) [9].

Die Mortalität einer TVT wurde mit 0,6% [6], einer Lungenembolie mit 8% [4, 10] angenommen. Um die geretteten Lebensjahre zu berechnen, wurde eine mediane Lebenserwartung von 35 Jahren angenommen.

Kostendaten

Die Kosten einer prophylaktischen Maßnahme betragen DM 9 (1 Spritze LMWH) sowie DM 4 (3 Spritzen UFH). Die zugehörigen Arbeitszeiten wurden wie folgt bewertet: DM 3,33 für UFH, DM 10,00 für LMWH. Für die dokumentierbare Diagnose einer TVT vor der Therapie wird zu 100% eine Ultraschalluntersuchung und zu 20% eine einseitige Phlebographie im Durchschnitt nach allen klinischen Erstdiagnosen angenommen. Für eine doku-

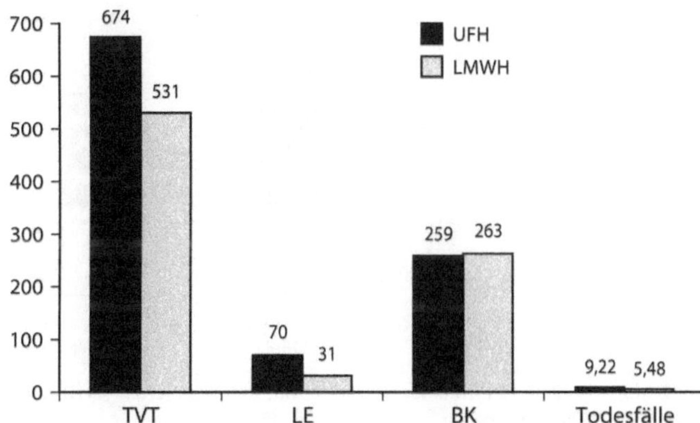

Abb. 1. Ereignisse unter Thromboprophylaxe mit unfraktionierten (UFH) und niedrigmolekularen Heparinen (LMWH)

mentierbare Diagnose einer LE vor Therapie wird bei allen Patienten folgende Leistungen berechnet: EKG, Blutgasanalyse, Thoraxröntgenbild, Perfusionsszintigraphie. Bei 40% der Patienten mit Erstdiagnosen wird eine Pulmonalisangiographie durchgeführt. Um der Perspektive des Krankenhausträgers gerecht zu werden, wurden hinsichtlich der Kosten folgende Sachverhalte berücksichtigt: 1) Der allgemeine Krankenhaustag ohne Therapie entspricht dem normalen allgemeinen Krankenhaustag minus 80% der einkalkulierten Summe aus ärztlichen Leistungen, medizinisch-technischen Diensten und medizinischem Bedarf; 2) die Therapiekosten für eine TVT pro Tag entsprechen einem normalen Krankenhaustag plus insgesamt zusätzliche Kosten für Medikamente, Labor- und Verlaufskontrollen; 3) die Therapiekosten für eine LE pro Tag entsprechen einem normalen Krankenhaustag plus insgesamt zusätzliche Kosten für 2 Intensivstationstage, Medikamente, Labor- und Verlaufskontrollen; 4) die Therapiekosten für eine BK pro Tag entsprechen einem normalen Krankenhaustag plus ingesamt zusätzliche Kosten für 2 Blutkonserven, Labor- und Verlaufskontrollen. Die indirekten Kosten pro Tag wurden auf der Basis der Humankapitalmethode errechnet und mit DM 214,50 angesetzt.

Ergebnisse

Die erwarteten Ereignisse bezogen auf 10 000 Personen, welche eine Thromboprophylaxe erhalten, finden sich in Abb. 1.

Aus Sicht des Krankenhausträgers betrugen die Gesamtkosten für UFH DM 1 026 400 und für LMWH DM 8 003 700. Daraus leitet sich ein Einsparungspotential von DM 222 700 pro 10 000 Patienten. Die größten Einsparpotentiale leiten sich aus der Reduktion von tiefen Venenthrombosen und Lungenembolien ab. Die Kostenstruktur ist in Abb. 2 abgebildet.

Die LMWH-Therapie führte im Vergleich zu den UFH zu 130,9 geretteten Lebensjahren pro 10 000 Personen, d. h. 0,013 Lebensjahre pro Patient. Da es

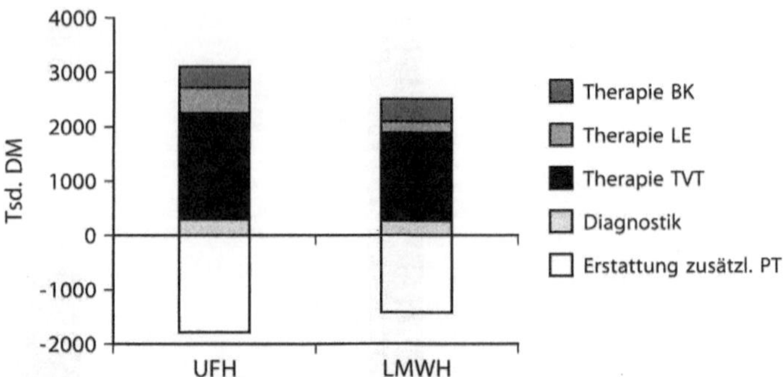

Abb. 2. Kostenstruktur der Thromboprophylaxe mit unfraktionierten (UFH) und niedrigmolekularen Heparinen (LMWH) pro 10 000 Personen

sich hier um eine Kosten-Effektivitäts-Studie handelt, lassen sich aus methodologischer Sicht keine Kosten pro gerettetem Lebensjahr ermitteln und darstellen.

Diskussion

Die vorliegenden Ergebnisse belegen, daß die Wirtschaftlichkeit der LMWH höher ist als die der UFH im Bereich der allgemeinen Chirurgie aus der Sicht der Krankenhausträger. Die Ergebnisse liegen im Einklang mit anderen, ähnlich gestalteten Untersuchungen. Beispielsweise haben Hull et al. gezeigt, daß die LMWH auch im Rahmen der Orthopädie Kosten einsparen können im Vergleich zu Warfarin oder intravenösem Heparin [5, 6]. Auch im Bereich der Therapie der TVT konnte gezeigt werden, daß die ambulante Anwendung von LMWH wirtschaftlicher ist als die stationäre Therapie mit konventionellen Heparinen [11].

Welches sind die künftigen Herausforderungen der medizinisch-ökonomischen Forschung?

Mit dem Ausbau der medizinisch-ökonomischen Forschung stellen sich einige wichtige Herausforderungen. Erstens stellt sich die Frage nach den möglichen Finanzierungsmöglichkeiten einer solchen Forschung. Da diese Daten u. a. auch für Kostenträger von Interesse sind, könnte man eine Mitfinanzierung durchaus diskutieren. Zweitens, wie lassen sich medizinisch-ökonomische Fragestellungen mit der klinischen Forschung verknüpfen? Obschon klinische Studien auf eine hohe interne Validität ausgerichtet sind und primär den Aspekt der Wirksamkeit („efficacy") unter Idealbedingungen untersuchen, könnte die gleichzeitige Miterhebung von ökonomischen Daten sehr wünschenswert sein, um erste Aussagen zur Wirtschaftlichkeit zu erhalten. Eine weitere Herausforderung ist die lokale Adaptation von ökonomischen Daten aus anderen Ländern oder Regionen. Im Gegensatz zu klinischen Daten lassen sich ökonomische Daten nicht ohne weiteres auf ein anderes System transferieren, ohne daß gewisse Adaptationen vorgenommen werden. Wie solche Adaptationen durchgeführt werden sollen, ist weitgehend noch in Diskussion. Zuletzt wäre noch die Präsentation und Dissemination von ökonomischen Studienergebnissen zu erwähnen. Auch hier sieht man große Unterschiede im Vergleich zu klinischen Daten. Das Hauptproblem liegt in den unterschiedlichen Zielgruppen der jeweiligen Studientypen. Während klinische Daten weitgehend für Ärzte, Pharmazeuten oder Zulassungsbehörden ausgerichtet sind, sollten idealerweise ökonomische Daten zusätzlich Entscheidungsträgern, Verwaltern oder Politikern zur Verfügung stehen. Deshalb sollten diese Daten zum Teil auch durch andere Medienkanäle distribuiert werden, damit die Daten auch zu einer Verhaltensänderung führen können. Dies konnte beispielhaft in einer umfangreichen europäischen Studie gezeigt werden [1].

Der wesentliche, übergeordnete Nutzen der medizinischen Ökonomie für den Arzt besteht darin, den Einsatz der knappen Ressourcen zu optimieren und eine verbesserte klinische Entscheidungsfindung zu erlangen. Die Anwendung dieser Methoden der medizinischen Ökonomie können in jeder Arztpraxis oder Klinik angewandt werden und stellen einen wichtigen Eckpfeiler der ärztlichen Qualitätssicherung dar.

Literatur

1. Davies L et al. (1994) Current status of economic appraisal of health technology in the european community: report of the network. Soc Sci Med 38/12:1601–1607
2. Drummond M, Stoddart GL, Torrance G (1987) Methods for the economic evaluation of health care programmes. Oxford University Press, Oxford
3. Egermayer P (1981) Value of anticoagulants in the treatment of pulmonary embolism: a discussion paper. J Roy Soc Med 74:942
4. Hull RD, Hirsch J, Sackett DL, Stoddart GL (1982) Cost-effectiveness of primary and secondary prevention of fatal pulmonary embolism on high-risk surgical patients. J Can Med Assoc 127:990–995
5. Hull RD, Raskob GE, Rosenbloom D et al. (1997) Subcutaneous low-molecular weight heparin vs. intravenous heparin. An economic perspective. Arch Intern Med 157:289–294
6. Hull RD, Raskob GE, Pineo GF et al. (1997) Subcutaneous low-molecular weight heparin vs. warfarin for prophylaxis of deep vein thrombosis after hip or knee implantation. An economic perspective. Arch Intern Med 157:298–303
7. Luce BR, Elixhauser A (1990) Standards for the socioeconomic evaluation of health care services. Springer, Berlin Heidelberg New York Tokyo
8. Neumann J von, Morgenstern O (1953) Theory of games and economic behavior. Wiley, New York
9. Nurmohamed MT et al. (1992) Low-molecular weight heparin versus standard heparin in general and orthopaedic surgery: a meta-analysis. Lancet 340:152–156
10. Oster G, Tuden R-L, Graham A, Colditz (1987) A cost-effectiveness analysis of prophylaxis against deep-vein thrombosis in major orthopedic surgery. JAMA 257:2
11. Osterkorn D, Schramm W, Szucs TD (1996) The cost-effectiveness of intravenous unfractionated versus subcutaneous low molecular-weight heparin at home in the treatment of venous thrombosis. Med Klin 91:607–609
12. Rosser R, Kind P (1978) A scale of valuations of states of illness: Is there a social consensus? Int J Epidemiol 7:347–358

Sachverzeichnis

Springer
und
Umwelt

Als internationaler wissenschaftlicher
Verlag sind wir uns unserer besonderen
Verpflichtung der Umwelt gegenüber
bewußt und beziehen umweltorientierte
Grundsätze in Unternehmens-
entscheidungen mit ein. Von unseren
Geschäftspartnern (Druckereien,
Papierfabriken, Verpackungsherstellern
usw.) verlangen wir, daß sie sowohl
beim Herstellungsprozess selbst als
auch beim Einsatz der zur Verwendung
kommenden Materialien ökologische
Gesichtspunkte berücksichtigen.
Das für dieses Buch verwendete Papier
ist aus chlorfrei bzw. chlorarm
hergestelltem Zellstoff gefertigt und im
pH-Wert neutral.

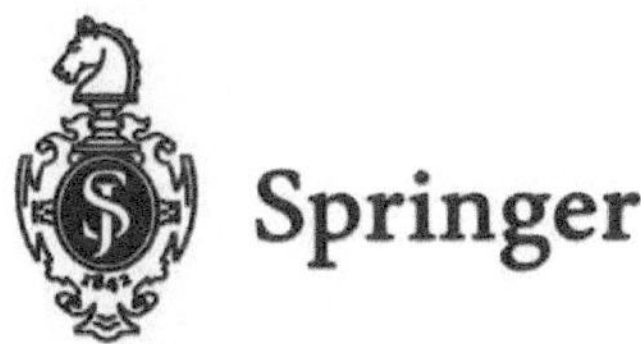

Springer